COLLECTION C.

Éducation

ET

Rééducation vocale

D'APRÈS LA

PHYSIOLOGIE EXPÉRIMENTALE

PAR

RENÉ MYRIAL

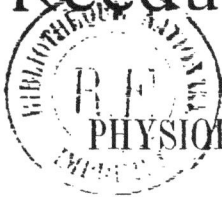

(Extrait des *Archives internationales de Laryngologie*)

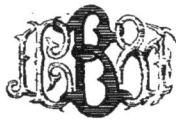

PARIS

LIBRAIRIE J.-B. BAILLIÈRE ET FILS

19, RUE HAUTEFEUILLE, 19

1907

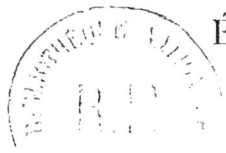

ÉDUCATION

ET

RÉÉDUCATION VOCALE

D'APRÈS LA

PHYSIOLOGIE EXPÉRIMENTALE

MACON, PROTAT FRÈRES, IMPRIMEURS

COLLECTION C. CHAUVEAU

Éducation

ET

Rééducation vocale

D'APRÈS LA

PHYSIOLOGIE EXPÉRIMENTALE

PAR

Renè MYRIAL

(Extrait des *Archives internationales de Laryngologie*)

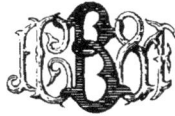

PARIS
LIBRAIRIE J.-B. BAILLIÈRE ET FILS
19, RUE HAUTEFEUILLE, 19

1906

COLLECTION C. CHAUVEAU

OUVRAGES DÉJA PARUS

L'Hygiène de l'oreille, par le professeur Haug, traduction et annotations par C. Chauveau et M. Menier.

L'Hygiène du nez, de la gorge et du larynx à l'état de santé et de maladie, par H. Neumayer, traduction et annotation par C. Chauveau et M. Menier.

Origine naso-pharyngée de la tuberculose pulmonaire humaine, par M. Boulay et F. Heckel. Ext. des *Archives internationales de Laryngologie.*

MACON, PROTAT FRÈRES, IMPRIMEURS

ÉDUCATION ET RÉÉDUCATION VOCALE

D'APRÈS LA

PHYSIOLOGIE EXPÉRIMENTALE

Par René **MYRIAL**

INTRODUCTION

Il est depuis longtemps admis que l'art, quelles que soient ses formes, repose sur des lois logiques, rationnelles, qui le guident et favorisent son complet développement. C'est ainsi que le peintre doit se soumettre aux lois de la composition et de la perspective, de la lumière et de l'ombre ; de son côté, le sculpteur ne peut méconnaître les vérités anatomiques que lui révèle l'étude du corps humain et le compositeur lui-même ne saurait entreprendre et mener à bonne fin une œuvre musicale quelconque, sans tenir compte des grands principes que lui enseigne l'harmonie.

Ce sont là des vérités tellement évidentes, qu'il semble puéril de les rappeler, et cependant, il est un art dont la pratique se vulgarise tous les jours et dont les vrais principes semblent être, chaque jour, de plus en plus méconnus : nous voulons parler de la phonation.

La phonation, quelle que soit sa forme (parole, chant), étant un acte psycho-physiologique, devrait être établie sur des bases physiologiques, sur des principes scientifiques invariables ; c'est le contraire qui a lieu.

La parole est d'une utilité incessante, d'un usage constant, on l'emploie à toutes les heures de l'existence et c'est une des choses dont on se sert le plus sans s'en occuper jamais. A part quelques exceptions parmi les artistes, les orateurs, les professeurs de diction et de déclamation, qui songe, à notre époque, à la cultiver ? Il est même intéressant de constater que nous tentons, souvent, de vains efforts pour acquérir des facultés que nous n'aurons jamais, alors que nous négligeons de développer celles que nous possédons naturellement. On considère la parole comme une qualité appartenant à toute personne normalement constituée et chacun de nous parle au hasard, à un diapason trop ou trop peu élevé, avec une voix plus ou moins désagréable, et qui, le plus souvent, n'est pas la sienne. Aussi beaucoup se fatiguent dès qu'ils veulent donner plus d'intensité et de portée à leur voix, et bon nombre de professeurs, d'officiers, d'avocats reconnaissent que, loin de se développer par l'exercice, leurs moyens vocaux diminuent et se perdent peu à peu.

Une pareille constatation n'est-elle pas regrettable à notre époque de civilisation, de sciences, de progrès? Sur ce point, on peut dire que nous sommes en pleine décadence, car, malgré la réserve qui s'impose quand on parle de l'antiquité, on peut cependant affirmer que chez certains peuples anciens, particulièrement chez les Grecs et chez les Romains, l'importance des questions vocales était mieux comprise que de nos jours; on voyait les plus grands esprits s'attarder longuement à exposer et à discuter tout ce qui se rapportait à l'émission vocale. Les nombreux documents signés de noms illustres, Hippocrate[1], Aristote[2], Galien[3], Cicéron[4], Quintilien[5] le prouvent suffisamment. On comprendra qu'il n'est pas dans la nature du présent travail de reprendre et d'étudier les idées et les théories anciennes, au sujet desquelles nous comptons revenir plus tard, nous nous bornons donc à renvoyer à ces auteurs; mais il importe de constater que, chez les peuples où l'art oratoire était considéré comme la plus belle et la plus noble des professions, on avait coutume de consacrer de longues heures à développer et à embellir la voix, sans laquelle toute véritable éloquence peut paraître impossible. Est-il besoin de rappeler l'exemple trop classique et peut-être un peu légendaire de Démosthène, qui, doué par la nature d'un mauvais larynx, était parvenu, grâce à des exercices opiniâtres, à le transformer et à en faire un merveilleux instrument esclave de son génie.

L'histoire nous révèle même, chez les Romains, l'existence de trois classes de professeurs ayant des attributions distinctes : les *vociferarii* dont le rôle exclusif était de développer la voix et de la faire porter; les *rocales* dont les études n'avaient pour but que de l'assouplir, et les *phonasci* qui s'occupaient des différents ornements.

1. HIPPOCRATE. Traité des chairs, t. VIII, et le livre sur l'Anatomie, t. VIII.
2. ARISTOTE. De partibus animalium, liv. I et III.
3. GALIEN. De usu partium, t. I, liv. VIII.
4. CICÉRON. De oratore.
5. QUINTILIEN. De eloquentia.

Mais laissons ces constatations d'un autre temps, qui n'ont plus qu'un intérêt historique, et revenons à notre époque : que l'art de la parole soit en pleine décadence, se perde peu à peu, cela n'a rien d'étonnant, puisque c'est un art totalement négligé, mais pourquoi en est-il de même de l'art du chant, alors qu'il n'a jamais été plus en honneur ? En effet, les connaissances musicales se vulgarisant chaque jour, tout le monde s'intéresse au chant et tout le monde veut chanter. Il serait logique de penser que l'art vocal doit bénéficier de ce bel enthousiasme ; or, il n'en est rien ; tandis que les bons musiciens sont de plus en plus nombreux (car l'enseignement purement musical a fait des progrès incontestables) les bons chanteurs sont de plus en plus rares et la plupart des artistes et des élèves travaillent, vainement, sans acquérir la voix qu'ils n'ont pas et, le plus souvent, pour perdre même celle qu'ils ont !

On a tellement pris l'habitude de formuler cette constatation qu'elle n'étonne plus personne et chacun la répète sans en rechercher les causes. Cet état de choses peut durer et durera, semble-t-il, aussi longtemps que l'enseignement violera les lois de la nature. « Les règles de la production de la voix, nous dit le Dr Morell Mackenzie[1] ne sont pas des canons arbitraires, réglés par les maîtres de musique suivant leurs prédilections ; ce sont des lois rationnelles, fondées sur l'observation des phénomènes naturels et tirées de la pratique des meilleurs chanteurs absolument comme les règles de la grammaire sont des formules généralisées d'une diction pure ».

La phonation, en effet, on ne saurait trop le répéter, étant un acte relevant de la physiologie, doit être basée sur des considérations physiologiques ; or s'il est vrai de dire que les lois réglant la phonation sont connues, il est vrai aussi d'affirmer que l'enseignement les ignore complètement.

Où sont donc les avocats, les professeurs, les officiers, bref tous ceux qui gagnent leur vie par la parole, ayant des connaissances, même élémentaires, de physique, d'anatomie, de physiologie sur leurs organes vocaux qu'ils n'hésitent pas à soumettre aux plus rudes épreuves ? Où sont donc les chanteurs, les artistes se souciant des expériences exposées avec tant de détail et tant de précision par nos physiologistes et, nous pouvons aussi le dire aujourd'hui, par nos phonéticiens ?

Sans doute, nous n'ignorons pas qu'il y a quelques exceptions parmi eux et c'est avec plaisir que nous rendons hommage aux

1. Morell MACKENZIE. Hygiène des organes vocaux, traduit par E. Brachet et G. Coupard, 1888.

célèbres études laryngoscopiques du professeur Manuel Garcia [1], lesquelles ont eu tant de répercussion sur les recherches vocales modernes. On peut citer, dans le même sens, le Docteur Battaille [2] qui formula les observations les plus intéressantes sur la phonation, observations basées sur des connaissances à la fois théoriques et pratiques comme médecin et comme professeur de chant. Enfin, de nos jours, on doit reconnaître les louables tentatives de Jules Lefort [3] pour établir la question vocale sur des bases plus physiologiques.

Mais, ces beaux exemples ont été trop rarement suivis, et « si l'on parcourt les nombreuses et volumineuses méthodes de chant, deux remarques sautent aux yeux : chaque auteur, que son livre date de 1850 ou de 1900, tout en reconnaissant que l'enseignement du chant est en pleine décadence depuis un certain temps, promet le succès le plus complet à toute personne qui suivra attentivement sa méthode à lui ; et ensuite que toutes ces méthodes sans exception, et malgré leurs prétentions à la science, sont exclusivement basées sur l'empirisme le plus absolu, et dépourvues de toute notion véritablement scientifique et précise ». Voilà ce que dit un jeune phonéticien-physiologiste, M. Zünd-Burguet [4] qui, depuis des années, s'occupe d'une façon spéciale de ces questions.

Trouvant cette constatation quelque peu excessive, nous nous sommes permis, n'en déplaise à l'auteur, de la contrôler, et nous nous sommes astreint à la compilation de tous les ouvrages parus depuis plus d'un siècle, sur l'art du chant et le mécanisme vocal. Nous avons bien vite été convaincu que l'auteur cité n'avait rien exagéré et s'était même montré modeste, surtout si, dans ce qu'il dit, il a pensé aux méthodes de chant de notre époque. Il est bien évident que notre critique est absolument générale et ne vise nullement la personnalité de tel ou tel auteur.

La plupart des professeurs de chant, en effet, reconnaissent que pour chanter il faut respirer, il faut avoir un larynx ayant au moins deux cordes vocales, peu leur importe que ces cordes soient vraies ou soient fausses ; mais ils ne disent pas comment il faut respirer et quand, par hasard, ils s'aventurent à le dire,

1. Manuel GARCIA. Mémoire sur la voix humaine. 1840, et Observations physiologiques sur la voix humaine, 1855.
2. Le Dr BATTAILLE. Nouvelles recherches sur la phonation, 1861. De l'enseignement du chant; de la physiologie appliquée au mécanisme vocal, 1863.
3. Jules LEFORT. L'émission de la voix, 1877.
4. A. ZÜND-BURGUET. Etudes de phonétique expérimentale, 1904.

ils ne sont d'accord ni entre eux, ni avec les principes scientifiques.

Lorsqu'ils croient nécessaire d'entamer la question du fonctionnement du larynx, ils montrent tout de suite qu'ils ont complètement oublié les notions les plus élémentaires d'anatomie et de
physiologie. Ces notions, cependant, sont depuis longtemps
connues et exposées par les meilleurs spécialistes, qui n'ont
cessé de réclamer, pour l'enseignement du chant, une base
vraiment scientifique. Quant aux connaissances physiques, ils
trouvent tout à fait inutile d'en avoir et de plus négligent
d'ouvrir les ouvrages de nos phonéticiens. Aussi peut-on vraiment regretter que l'Etat n'ait pas encore demandé à des
hommes de science de traiter en public ces importantes questions de phonétique expérimentale, car jusqu'ici elles n'ont pu
être exposées que dans des Revues scientifiques peu répandues
dans le monde artistique.

Certains professeurs négligent même, volontairement, toute
définition scientifique, trouvant préférable que leurs élèves soient
dans la plus complète ignorance à l'égard des organes concourant à la phonation; et le grand chanteur Duprez [1], pour n'en
citer qu'un seul et non des moindres, n'a pas hésité à écrire dans
sa méthode de chant : « Il serait déplacé et peut-être même affli-
geant, dans un traité de cette nature, de donner une définition
scientifique et physique du larynx, de la trachée-artère, des
poumons. De même qu'un poète n'a pas besoin de connaître la
physiologie du cerveau pour faire des vers, de même il est inutile de savoir l'anatomie des organes vocaux pour chanter ».
Cette comparaison peut se passer, semble-t-il, de tout commen-
taire ! En outre, constatons avec l'illustre physiologiste Fournié [2],
que « ceux-là même qui proclament l'inutilité de ces connaissances
sont les premiers à faire de la science, mais une science à eux,
représentée par des mots à eux, et dont les applications ne sont
que trop souvent déplorables. Cette pseudo-science a ses procédés, ses manœuvres qu'elle applique indistinctement à tous, sans
égard pour les aptitudes de chacun : sorte de filière à travers
laquelle toutes les voix doivent passer: si le passage est facile,
tout est pour le mieux, mais s'il est long, pénible, impossible,
l'instrument est cassé ou jeté au rebut ».

Cette indifférence, cette ignorance des artistes à l'égard des
connaissances théoriques, est vraiment préjudiciable aux intérêts
de l'art, et si nous ne sommes pas les premiers à le déplorer, du

1. Léon Duprez. L'art du chant, 1846.
2. Edouard Fournié. Physiologie de la voix et de la parole. 1866.

moins nous associons-nous à tous ceux qui le firent avant nous. Rappelons, en effet, que dès le milieu du siècle dernier, le physiologiste Flourens disait avec beaucoup de raison : « J'ai toujours regretté que les artistes vécussent éloignés des hommes de science, et je ne le comprends pas ; les lois de la nature embrassent tout, rien ne leur échappe, et l'art lui-même, ce fils de la fantaisie, les observe à son insu ». Et avant lui, un artiste des plus estimables et des plus estimés, Stephen de la Madelaine[1] avait écrit : « Il faudrait que les professeurs de chant prennent la peine de se livrer à l'anatomie des organes concourant au phénomène de la voix ; sans compter les avantages qu'ils obtiendraient de ce travail, dont le résultat est de jeter de précieuses lumières sur les élucubrations mystérieuses de la nature, ils découvriraient ainsi l'existence et les motifs de certaines connexions organiques, utiles à connaître pour en éviter les inconvénients ou pour diriger leurs effets dans un but profitable à l'art ».

Les médecins, depuis de longues années, ont compris et n'ont cessé de proclamer l'utilité des connaissances physiologiques pour les chanteurs. En 1863, Battaille[2] disait déjà : « L'étude de la physiologie aurait pu conserver bien des voix célèbres brisées avant le temps, et enfin on n'est jamais fondé à préférer, en matière d'enseignement, le hasard à la précision, l'instinct à l'exactitude, la routine à la science ».

De nos jours, les hommes de science multiplient leurs conseils en ce sens : dans sa Revue sur la voix, en janvier 1890, le docteur Chervin[3] écrivait très justement : « Les artistes, les professeurs de chant, de diction, de déclamation, se préoccupent surtout de la mise en valeur des qualités naturelles par une éducation aussi rationnelle que possible, mais où l'empirisme tient quelquefois, malheureusement, plus de place qu'il ne convient… La science relève l'art en le débarrassant de certaines pratiques aussi surannées qu'inutiles et même nuisibles, mais consacrées et sanctionnées, en quelque sorte, par l'empirisme et la routine. Nous savons, par expérience, que la théorie, loin d'être inutile, facilite considérablement l'éclosion, le perfectionnement, le développement des facultés naturelles. »

De son côté, le docteur Garnault[4], en 1896, n'hésitait pas à attribuer la décadence du chant à l'ignorance des principes vraiment

1. Stephen de la MADELAINE. Physiologie du chant. 1840.
2. BATTAILLE. De l'enseignement du chant.
3. CHERVIN. La voix parlée et chantée Revue mensuelle).
4. GARNAULT. Cours théorique et pratique de physiologie, d'hygiène et de thérapeutique de la voix parlée et chantée.

scientifiques : « Assurément la plupart des artistes et beaucoup de professeurs sont peu disposés à s'intéresser aux questions présentées sous une forme scientifique, et c'est évidemment là une des causes pour lesquelles l'art du chant, contrairement à tous les autres arts, n'a fait aucun progrès ces dernières années et n'a nullement bénéficié des découvertes scientifiques modernes... Il est essentiel que ces notions scientifiques pénètrent dans le monde des chanteurs et des professeurs, car c'est d'eux que nous devons attendre le progrès dans l'art et dans l'enseignement et ce progrès ne saurait être basé que sur le développement de leurs connaissances scientifiques ».

Que pourrions-nous ajouter à de pareilles affirmations? Rien, car elles nous paraissent absolument convaincantes et nous croyons sincèrement et répéterons, avec les éminents spécialistes anglais Browne et Behnke[1] : « que l'on verrait beaucoup moins de voix se gâter pendant la période des études ou se perdre prématurément, si les professeurs de chant et d'élocution, ainsi que leurs élèves, connaissaient mieux la structure, les ressources et la délicatesse de l'instrument dont ils veulent se servir ».

Le docteur Hamonic et Schwartz[2] émettent un avis dans le même sens quand ils disent : « Il nous paraît superflu d'insister sur la nécessité pour le chanteur d'avoir, sur son organe vocal, des notions nettes et précises. En dehors du sentiment de curiosité qui doit le pousser à savoir comment agit son larynx, il ne pourra que faire bénéficier sa voix d'un travail méthodique et rationnel basé sur le fonctionnement physiologique de son organe ».

Dans ces conditions, nous nous associons pleinement aux sages paroles du docteur Segond[3] affirmant que le médecin « peut donner au chanteur les règles physiologiques du mécanisme du chant. Si tous les artistes les connaissaient, ils s'épargneraient bien des exercices inutiles et souvent nuisibles et par conséquent bien des fatigues dont la santé et la voix ne tardent pas à se ressentir profondément ».

C'est pourquoi avec MM. Garnault et Zünd-Burguet, nous venons insister, tout particulièrement, sur l'avantage, sur la nécessité qu'il y aurait à scinder en deux parties, nettement distinctes, l'enseignement vocal : la partie physiologique et la partie vocale.

1. Lennox BROWNE et Émile BEHNKE. La voix, le chant et la parole, 1888. Traduit par le Dr Garnault, 1893.
2. HAMONIC et SCHWARTZ. Manuel du chanteur et du professeur de chant.
3. SEGOND. Hygiène du chanteur, 1846.

« A mon sens, dit le docteur Garnault[1], les chanteurs se trom-
peraient étrangement en demandant aux savants de perfectionner
l'art du chant, c'est aux chanteurs eux-mêmes que cela appartient ;
c'est aux savants de fixer, soit seuls, soit, pour certaines questions, en collaboration avec le chanteur, les règles physiologiques immuables de la phonation ; c'est au chanteur et au professeur à trouver les règles artistiques et pratiques qui doivent pré-
sider à l'enseignement du chant et à l'exercice artistique de la
voix, règles qui doivent assurément reposer sur la physiologie
et l'hygiène, mais qui ne se confondent en aucune façon avec
elles... »

M. Zünd-Burguet[2] est plus précis encore quand il dit : « C'est
une erreur absolue de croire, que ceux ou celles qui savent
chanter, sachent éduquer la voix des autres. L'enseignement du
chant, en ce qui concerne le côté physiologique, tout au moins,
doit être basé sur des connaissances scientifiques très étendues.
Il y a lieu, en effet, de le diviser en deux parties nettement
distinctes : l'éducation vocale proprement dite, c'est-à-dire le
côté purement physiologique ou technique et l'éducation artistique que l'on peut appeler la diction musicale, par opposition à
la diction verbale.

« La première relève de la physiologie, sa méthode doit consis-
ter en l'application pratique de principes scientifiquement éta-
blis.

« Le professeur, pour être excellent, n'a nullement besoin d'être
artiste lui-même, pourvu qu'il soit physiologiste consommé.

« L'éducation artistique, au contraire, est du domaine de l'art
musical. Il s'agit de rendre l'élève capable d'exprimer, par le
seul moyen de l'émission vocale, les sentiments les plus variés
et de produire avec la voix tous les effets acoustiques susceptibles d'éveiller ces mêmes sentiments dans l'âme de l'auditeur.

« Le professeur enseignera presque exclusivement par l'exemple
et donnera de l'expression à cette voix que le physiologiste aura
préalablement formée, timbrée, posée. Dans ce cas particulier,
il est indispensable, par conséquent, que le professeur sache
chanter. »

Évidemment de pareilles idées peuvent paraître audacieuses ;
il faut reconnaître qu'elles sont peu dans l'esprit du Conservatoire, puisqu'on en veut à ceux des professeurs ayant compris
la nécessité de réformer l'enseignement actuel et sans doute
serait-il téméraire, quoique pourtant bien logique, d'oser récla-

1. GARNAULT, loc. cit.
2. ZÜND-BURGUET, loc. cit.

mer la création, dans cet établissement national, d'une chaire de physiologie vocale expérimentale.

Et cependant, c'est en considérant la question à ce double point de vue qu'elle nous paraît le plus facilement résoluble. Notre conviction n'est pas basée sur des affirmations purement hasardeuses ou fantaisistes, mais sur des observations vraiment sérieuses et précises, car s'il est certain que nous n'avons pas la prétention de bouleverser l'enseignement vocal, nous avons, néanmoins, cru indispensable de nous entourer de tous les moyens scientifiques connus et éprouvés pour donner, à cet enseignement, une base aussi rationnelle que physiologique.

PREMIÈRE PARTIE

Aperçu anatomique et physiologique des organes vocaux.

Avant d'exposer, sommairement, les éléments de notre méthode, nous croyons utile de rappeler, aussi brièvement que possible, quels sont les organes de la parole. Nous nous bornerons, sur ce point, aux explications, très courtes et très compréhensibles, données par notre jeune maître M. Zünd-Burguet, que celui-ci a bien voulu nous permettre de reproduire[1].

« Physiologiquement la parole résulte de l'action combinée d'un grand nombre d'organes intimement reliés entre eux et que l'on peut diviser en trois catégories distinctes :

1° les organes de la respiration ;
2° L'organe de la phonation ;
3° Les organes de l'articulation.

1. A. Zünd-Burguet. Les organes de la parole, 1905.

Chapitre I.

Physiologie des organes de la respiration.

Les organes de la respiration sont :

1° Le diaphragme :
2° Les poumons :
3° La trachée-artère.

1° « Le *diaphragme* est un muscle très mince, formant cloison entre le thorax et l'abdomen. En se contractant, ce muscle s'abaisse, ce qui, de concert avec le soulèvement général des côtes, produit une augmentation assez considérable du volume thoracique :

2° « Les *poumons* sont comparables à deux éponges contenues dans une enveloppe très mince plèvre, et destinées à emmagasiner de l'air :

3° « La *trachée artère* conduit l'air ambiant dans les poumons, et l'air saturé d'acide carbonique des poumons à l'extérieur. Son extrémité supérieure est fortement évasée et forme le larynx. »

L'idée que la respiration a une importance prépondérante dans le chant n'est pas une idée nouvelle : nous la retrouvons chez les vieux maitres italiens qui avaient coutume de dire : « celui qui sait bien respirer sait bien chanter ». Maxime pleine de sagesse et rigoureusement vraie, car un artiste à court de souffle, quelles que soient par ailleurs ses qualités musicales, ne sera jamais un habile chanteur.

On ne distingue pas toujours suffisamment la respiration ordinaire, celle qui suffit à nous faire vivre, de la respiration spéciale, celle qui nous permet de chanter : c'est une erreur de croire qu'une personne qui respire bien naturellement respirera convenablement pour chanter, car, pour chanter, il faut une respiration infiniment plus profonde et plus régulière que pour vivre : il en résulte que si on abandonne un élève à lui-même, sans se préoccuper de la respiration, on l'expose à se fatiguer et à rendre défectueuse même la respiration ordinaire qui, au début, pouvait être bonne. Nombreux sont les élèves qui, après plusieurs mois d'études, s'essoufflent plus facilement que dans leurs premières leçons. La cause en est simple : en exigeant brusquement des organes respiratoires, sans un entraînement préalable, sans une direction rationnelle, un effort que ceux-ci n'étaient pas accoutumés à faire, ils en ont provoqué la fatigue et vicié le bon fonctionnement de tout l'arbre respiratoire.

Si la respiration doit être considérée comme la base de toutes les études vocales, on ne peut s'étonner que nous nous attardions, un peu longuement, sur cette grave question. On a coutume, généralement, de distinguer plusieurs types respiratoires, suivant que l'on dilate la poitrine dans son ensemble ou dans l'une de ses parties : la respiration costo-supérieure ou claviculaire, au haut de la poitrine, la respiration costo-inférieure ou latérale, à la hauteur des côtes moyennes, enfin la respiration diaphragmatique ou abdominale, localisée au niveau de l'abdomen. Nous n'entreprendrons pas la description très connue, de ces différents modes respiratoires; qu'il nous suffise de dire que chacun d'eux a eu ses partisans et, très souvent aussi, ses victimes.

Sans vouloir multiplier les citations, n'est-il pas intéressant cependant, de rechercher comment les professeurs de chant ont compris la question et quels conseils ils donnent sur la respiration et les exercices respiratoires ? Prenons donc au hasard, et à des dates différentes, l'opinion de quelques-uns d'entre eux, en laissant à chacun la responsabilité de ce qu'il a écrit et, pour ne pas allonger inutilement la discussion, bornons-nous à répondre, à la fin, sous une forme générale, aux différentes théories qui vont suivre, tout en indiquant ce que, d'après nous, il convient de retenir de tous ces systèmes.

En 1900, M. P. Marcel [1] : « L'étude de la respiration servira de base à toutes les autres. Pas d'exécution parfaite sans une bonne respiration. Nombre de professeurs enseignent à leurs élèves qu'il faut respirer du ventre. Je suppose que c'est là une façon de parler, car je ne suppose pas que les poumons tiennent une aussi grande place ; la poitrine leur suffit. Il serait plus juste de dire qu'il faut respirer jusqu'à la base des poumons.

« En effet, si la respiration n'est pas prise à fond, si les poumons ne sont pas complètement remplis d'air, il sera impossible de soutenir les sons et de mener à bien une phrase de chant un peu longue.

1. P. MARCEL. L'art du chant en France, 1900.

« Pour arriver à respirer convenablement l'élève devra, le matin et le soir, étant couché sur le dos, faire subir aux poumons une gymnastique d'une demi-heure environ. Dans cette position il lui sera impossible de mal respirer. En travaillant la respiration dans une autre position, au lieu d'approvisionner les poumons jusqu'à leur base, la respiration ne pourra s'alimenter que par la partie qui avoisine les épaules, c'est-à-dire par la partie la plus étroite de cet organe. J'insiste vivement sur ce point, car l'élève ne pourra, dans ce cas, être guidé par le maître. Mais qu'il sache bien que c'est la seule manière d'arriver à bien respirer. »

En 1900, M. Victor Warot [1] : « Qu'est-ce que respirer?

« Au point de vue vocal, c'est aspirer d'abord une certaine quantité d'air pour en remplir les poumons, puis l'expirer tout doucement, avec économie, pendant la durée du son qu'elle a produit en sortant du gosier : je dis avec économie, car le chanteur doit éviter de paraître arrivé, comme on dit, au bout de son rouleau, lorsqu'il termine une phrase musicale. Pour développer la respiration, on doit faire des vocalises graduées comme longueur et éviter, en commençant, le travail des sons filés, qui fatigue et épuise. Cette étude ne doit être entreprise que quand l'élève est bien maître de sa voix. Comment doit-on respirer? La respiration doit être abdominale et non thoracique, elle permet ainsi d'avoir plus de souffle à sa disposition et d'éviter la contraction des clavicules, le mouvement des épaules à chaque aspiration. L'attaque du son devient plus franche et les demi-respirations ne se font pas au détriment de la mesure. Cette observation s'adresse surtout aux élèves femmes ».

En 1900, M. Eugène Archainbaud dit [2] : Dans la vie ordinaire « les mouvements qui accompagnent l'aspiration et l'expiration se reproduisent passivement, c'est-à-dire que la volonté n'y joue aucun rôle. Mais cette respiration qui suffit à entretenir la vie serait absolument insuffisante pour chanter. Celui qui aurait la prétention de s'en contenter ressemblerait à un homme qui voudrait briser un obstacle sans contracter ses muscles. L'exercice de chant exige des respirations plus amples, et c'est alors qu'apparaît le rôle de la volonté.

« L'air devant être aspiré en plus grande quantité, il est indispensable que le jeu des organes soit beaucoup plus accentué ; il ne s'agit plus seulement de laisser entrer l'air dans les pou-

1. Victor WAROT. Le Bréviaire du chanteur. 1900.
2. Eugène ARCHAINBAUD. L'école du chant pour toutes les voix. 1900.

mons, il faut l'y attirer dans des proportions voulues. A ce moment les muscles dont le jeu était peu apparent, fonctionnent de par la volonté d'une manière beaucoup plus prononcée. Les inspirateurs agissant sur le thorax et les poumons à la manière d'un soufflet, attirent une grande quantité d'air et agrandissent d'autant le diamètre de la poitrine, pendant que le diaphragme descend. Nous voici loin du point de départ puisque nous substituons à la passivité, la volonté et l'action.

« Dans l'aspiration portée à ses dernières limites, les épaules même entrent en mouvement, ce qui est inutile et doit être proscrit de l'étude du chant, une bonne respiration normale, pouvant suffire dans tous les cas ; mais le fait existe.

« Il est bon de remarquer que les mouvements du diaphragme suivent ceux des poumons, mais ne les commandent pas. La fonction de ce muscle reste donc passive. »

En 1899, Mme Cléricy du Collet [1] recommande la gymnastique vocale suivante : « Le premier exercice que nous appelons le « piqué » consiste à produire tous les sons de l'échelle vocale avec une extrême douceur et une extrême pureté, soit que la modulation monte ou descende. C'est un exercice essentiellement musculaire par lequel les cordes vocales sortent presque miraculeusement d'un état de relâchement, de tension irrégulière, de congestion ou de paralysie, même très ancienne, et qui constitue le dressage des muscles du larynx.

« De Mayer nous dit : il n'y a aucun muscle dont la direction de traction produise un effet immédiat, parce que le point à mettre en mouvement est sollicité par d'autres forces ; de sorte que le mouvement qui apparaît comme conséquence de la traction musculaire, est toujours la résultante de la traction musculaire de ces autres forces (*Physiologie de la voix et de la parole*).

« C'est pourquoi nous pensons que l'action sur les muscles extrinsèques peut avoir son retentissement sur les muscles intrinsèques et d'une façon très salutaire pour l'organe délicat de la voix... L'application de la science des mouvements du larynx détruit tout effort de la gorge ou des bronches, développe et régularise la plus défectueuse respiration en même temps qu'elle donne l'essor à la voix. »

En 1893, M. Eugène Crosti [2] : « Ne respirez pas en levant les épaules, outre que c'est pénible à exécuter, c'est fort désa-

1. Cléricy du Collet. La voix amplifiée par l'éducation ou la rééducation des muscles du larynx, 1899.
2. Eugène Crosti. Le gradus du chanteur, 1893.

gréable à voir, et de plus ce moyen, peu rapide, ne vous permet pas de respirer à fond et de prendre la dose intégrale d'air qui constitue une respiration complète.

« Respirez du thorax comme lorsque vous êtes couché sur le dos.

« Allongez-vous sur un lit et étudiez alors quel est le travail qui s'accomplit lorsque vous respirez. Vous verrez que vos épaules ne bougent pas, que seul votre thorax fonctionne. Eh bien, une fois debout, faites en sorte de vous habituer à prendre votre respiration comme vous la preniez l'instant d'avant, lorsque vous étiez couché sur le dos.

« Il sera très important de s'habituer à prendre la respiration par le nez, sans ouvrir la bouche. Par ce moyen, outre qu'on prend autant d'air qu'en ouvrant la bouche, on a l'avantage de ne pas se dessécher la gorge.

« Quand vous aurez contracté cette habitude, peu difficile à acquérir d'ailleurs, vous vous étudierez à garder, dans votre poitrine, le plus profondément possible, la respiration que vous aurez prise, et ce, en obligeant votre thorax par un léger effort, une légère pression, à rester dilaté, position qu'il devra garder, autant que possible, tant que vous chanterez, afin que votre poitrine, qui est votre caisse d'harmonie, soit toujours dans son plus grand développement.

« Respirez donc bien à fond comme il faut toujours le faire, n'aurait-on qu'un mot à dire, et appuyez constamment, mais légèrement sur votre respiration, d'abord pour l'empêcher de remonter trop tôt, et pouvoir ainsi ne la dépenser qu'avec la plus grande parcimonie et ensuite pour forcer votre poitrine à rester dilatée et offrir ainsi au son le plus grand centre de développement possible. J'ajoute que cette façon de respirer vous permettra de prendre une rapide et copieuse respiration. »

En 1891 M. Mayan [1] écrit : « La respiration abdominale, et mieux appelée diaphragmatique est la seule dont nous nous occuperons : c'est aussi la seule admise par les maîtres, de même qu'elle est la moins fatigante et celle qui procure le plus de souffle.

« Je dis à l'élève de rentrer l'abdomen, puis d'inspirer le plus bas possible en poitrine et enfin de monter la respiration très haut, quitte après à expliquer qu'en cherchant à respirer très bas, il a contracté le diaphragme, et qu'il a soulevé les côtes en cherchant à monter haut la respiration, et il s'en suit que les

1. J.-M. MAYAN. Le chant et la voix, 1891.

deux mouvements nécessaires à une bonne respiration ont été faits.

« Quant aux mouvements de l'expiration qui consiste surtout à ne pas abaisser les côtes trop vite et à ne pas relâcher le diaphragme, il suffit de dire à l'élève de ne pas baisser la respiration, mais au contraire de la garder très haut. En résumé, l'élève doit se tenir droit, la tête droite, la poitrine en évidence, rentrer l'abdomen, respirer le plus possible, monter la respiration haut en poitrine, ne pas pousser sur les premiers sons pour ne pas user tout le souffle immédiatement. »

Au point de vue du chant, on doit s'efforcer de respirer comme dans l'état de sommeil, lorsqu'on est placé dans la position horizontale.

En 1886, M. Faure [1] : « L'expiration abdominale est la seule qui permet d'emmagasiner une grande quantité d'air sans aucune espèce de contorsions, comme par exemple celle, trop fréquente, de lever les épaules à chaque inspiration, elle permet d'obtenir l'instantanéité de l'attaque dans les demi-appels et dans les quarts d'appel de souffle, sans altérer les mouvements les plus vifs de la mesure.

On doit éviter, au moment de l'inspiration, que l'air en pénétrant dans l'arrière-bouche, ne fasse entendre cette sorte de sifflement de frôlement, particulier aux personnes asthmatiques. On attribue généralement ce bruit à une faiblesse des voies respiratoires ; il n'est en réalité que le résultat de mauvaises habitudes contractées au début des études vocales.

C'est aussi une erreur de croire qu'il est indispensable de prendre de très longues respirations pour chanter. Dans une discussion si animée qu'elle soit, arrivée même à un diapason très élevé, les interlocuteurs ne font pas de grandes provisions d'air et la voix n'en est pas moins vibrante et soutenue.

Ce n'est donc pas, lorsqu'on chante, la quantité d'air à introduire dans les poumons qui importe le plus, mais la répartition judicieuse qu'on en fait. Il faut d'ailleurs se persuader qu'il y a toujours dans les poumons une provision naturelle d'air ; en prenant de si amples respirations, on agit comme s'ils étaient absolument vides, et la nouvelle quantité d'air qu'on y introduit devient surabondante. Il n'y aurait donc aucun inconvénient à ce que, pour chanter, on attaquât le son sans plus se préoccuper de la respiration que ne le font les orateurs au moment de prononcer un discours. Ceci peut paraître étrange, mais les

1. J. FAURE. Méthode de chant, 1886.

élèves qui feront l'essai de ce procédé se convaincront bientôt de l'inutilité de ces grands appels de souffle. »

En 1886, M. J. Masset [1] : « Pour l'aspiration, la partie des poumons à mettre en jeu est naturellement celle qui peut contenir le plus d'air. Or la base des poumons en étant la partie la plus ample, il faut, pour chanter, employer la respiration diaphragmatique abdominale, qui est le mode le plus naturel de respiration et emplir ses poumons tout entiers avec toute la pression d'air qu'ils peuvent contenir.

« Une aspiration profonde, faite de cette manière, permet non seulement de prendre une grande quantité d'air, mais son influence ne s'étendant immédiatement que vers les côtes (type latéral ou costal), la partie supérieure de la poitrine et tout l'appareil vocal restent en place : donc pas de fatigue de ce côté ».

Au sujet des exercices respiratoires, voici ce que Masset conseille : « L'élève se tient droit, dans une position naturelle, sans effacer les coudes, sans mettre ses muscles pectoraux en saillie, il place sa main gauche sur la partie supérieure de la poitrine et la main droite sur la partie vulgairement appelée le creux de l'estomac. Pour que la respiration soit bonne, il faut que la main droite sente un mouvement de diaphragme (soulèvement du ventre) et que la gauche n'en sente aucun.

« Au reste, quand on emploie la respiration diaphragmatique, le soulèvement de la partie supérieure de la poitrine ne peut avoir lieu ; de même que le soulèvement de la partie supérieure (type costal et claviculaire) s'oppose à l'abaissement du diaphragme. Ces deux mouvements ne peuvent donc se produire en même temps et il est facile de les apprécier. On fera d'abord de petites respirations ; puis on s'habituera peu à peu à respirer plus amplement. »

En 1884, Manuel Garcia [2] : « On ne saurait être habile chanteur si l'on ne possède l'art de maîtriser sa respiration.

« Les poumons, pour recevoir l'air extérieur, ont besoin que les parois de la poitrine leur offrent, en s'écartant, une capacité où ils puissent se dilater librement. A cette augmentation de capacité concourt, en s'abaissant, le diaphragme, muscle large et convexe du côté de la poitrine, qui, servant de base à celle-ci, la sépare de l'abdomen.

« Pour inspirer facilement, ayant la tête droite, les épaules effacées sans raideur et la poitrine libre, abaissez le diaphragme

1. J.-J. MASSET. L'art de conduire et de développer la voix. 1886.
2. Manuel GARCIA. Traité complet de l'art du chant, 1884.

sans secousse et soulevez la poitrine par un mouvement lent et régulier. Dès l'instant où vous commencerez à exécuter ces deux mouvements, les poumons iront se dilatant jusqu'à ce qu'ils soient remplis d'air.

« Ce double procédé sur lequel j'insiste agrandit l'enveloppe des poumons, d'abord par la base, puis par le pourtour, et permet aux poumons d'accomplir toute leur expansion et de recevoir tout l'air qu'ils peuvent contenir. Conseiller exclusivement la respiration abdominale serait vouloir réduire de moitié l'élément de force le plus indispensable au chanteur, la respiration.

« Le mécanisme de l'expiration est l'inverse de celui de l'inspiration. Il consiste à opérer par le thorax et le diaphragme une pression lente et graduelle sur les poumons chargés d'air. Les secousses, les coups de poitrine, la chute précipitée des côtes et le relâchement brusque du diaphragme feraient échapper l'air à l'instant même. »

Garcia conseille les exercices suivants :

« 1° Tantôt on aspire lentement et pendant l'espace de plusieurs secondes autant d'air que la poitrine en peut contenir ;

« 2° On expire cet air avec la même lenteur qu'on a mise à l'absorber ;

« 3° On conserve les poumons pleins autant de temps que cela est possible ;

« 4° On les maintient vides, au contraire, aussi longtemps que les forces le permettent.

« Ces quatre exercices, très fatigants au début, doivent être exécutés isolément et à d'assez longs intervalles. Les deux premiers, savoir l'aspiration et l'expiration lentes, seront pratiqués plus régulièrement si on ferme presque la bouche, de manière à ne livrer au passage de l'air qu'une mince ouverture. »

En 1881, M. A. de Martini [1] blâme la respiration claviculaire. Il ne considère pas « la respiration intercostale comme dangereuse, mais elle n'a pas toute la puissance que comportent les poumons. On peut la combiner avec la respiration diaphragmatique pour avoir le maximum de volume d'air ; mais on ne peut la recommander parce qu'elle ne permet pas tout le développement possible de la force vitale.

« De plus elle est visible : on aperçoit trop le gonflement de la poitrine pendant le chant et la vue d'un effort donne toujours un sentiment d'inquiétude désagréable à l'auditeur. Enfin cet effort intercostal n'est pas assez éloigné du larynx et des organes de l'articulation, ce qui enlève à la voix une grande partie de sa liberté.

1. M. A. de Martini. De l'émission de la voix. *Bulletin musical de 1881.*

« Quelque difficulté que l'on éprouve à s'habituer à la respiration diaphragmatique on doit s'y exercer jusqu'à ce qu'elle devienne facile et indépendante. L'exercice du diaphragme doit se faire plutôt assis que debout pour éviter tout énervement et toute fatigue.

« On gonfle lentement l'abdomen, en laissant tout le reste du corps à l'état d'inaction absolue ; ensuite on ouvre la bouche comme pour prononcer la lettre V et l'on expire l'air le plus lentement possible. On peut arriver à faire durer l'expiration pendant une minute et même plus. Lorsqu'on a acquis une certaine habitude du mouvement diaphragmatique, on s'exerce à aspirer l'air de plus en plus vite, mais à condition d'en prendre toujours la même quantité, jusqu'à ce qu'on puisse remplir les poumons en moins d'une seconde. Mais l'expiration devra toujours durer une minute environ.

« On évitera avec soin : 1° pour l'aspiration d'ouvrir la bouche : il suffit d'entr'ouvrir les lèvres, — de faire entendre un bruit quelconque dans la gorge, — de faire le moindre mouvement de la tête, des épaules ou de la poitrine ; 2° pendant l'expiration de faire aucun mouvement défendu pendant l'aspiration, de comprimer la poitrine.

« L'expiration à son début demande à être retenue, tandis que vers la fin on est quelquefois obligé de la pousser pour arriver à la fin d'une longue phrase. Pour cela, après avoir aspiré par le mouvement du diaphragme, en y ajoutant un léger gonflement des basses côtes pour avoir le maximum d'air, on maintiendra le gonflement de la poitrine pendant toute la première période de l'expiration, afin de retenir les muscles expirateurs qui chasseraient l'air trop vite ; ensuite on rentrera l'abdomen peu à peu pour achever de vider les poumons. »

En 1881, Verdhurt [1] : « Les différences de constitution de l'homme et de la femme qui donnent à chacun des sexes une voix d'un caractère si dissemblable, exigent aussi, pour l'émission vocale, un mode de respiration particulier à chacun d'eux.

« C'est exclusivement dans la cavité thoracique que la dilatation des poumons, produite par l'aspiration, trouvera l'évolution de son jeu chez la femme ; tandis que l'homme devra diriger ce développement respiratoire dans le sens vertical, vers la région du diaphragme, sur lequel il s'opérera ainsi une pression vigoureuse. En d'autres termes plus vulgaires, le chanteur respirera du ventre et la cantatrice de la poitrine. »

1. VERDHURT. La voix et le mécanisme du chant. 1881.

En 1877, Jules Lefort [1] : « La nature a mis à notre disposition un appareil qui peut se dilater à trois degrés différents.

« Dans le premier, la dilatation des poumons a lieu de haut en bas sur le diaphragme qui refoule les organes de l'abdomen et fait tomber le ventre. C'est la respiration diaphragmatique usuelle ou normale : on la produit en parlant, en dormant.

« Dans le second degré, la dilatation a lieu dans la moitié inférieure ou la plus large des poumons, c'est-à-dire dans leur plus grand diamètre, ou en travers : c'est la respiration costale inférieure ; elle s'exécute sans effort et complète la respiration diaphragmatique et réciproquement. Ces deux respirations, lorsqu'elles sont réunies, fournissent un volume d'air suffisant pour permettre à l'artiste de dire une phrase chantée : séparées, elles ne peuvent que le fatiguer, l'épuiser.

« Dans le troisième degré, la dilatation a lieu dans les moitiés supérieures des poumons : elle exige des efforts pénibles et continuels qui obligent l'artiste à soulever et à porter les épaules en arrière à chaque inspiration. C'était le mode de respiration recommandé par toutes les anciennes méthodes.

« De ces trois degrés, les deux premiers seuls doivent être employés, le troisième a des inconvénients. »

En 1876, Mme Andrée Lacombe [2] : « Chez l'enfant qui dort, la respiration prend son attache au nombril, d'où elle étend son développement au bas du ventre et à la base des côtes simultanément.

« Les chanteurs, acteurs, orateurs, prédicateurs doivent respirer de même. Mais comment forcer l'air à descendre à l'extrémité des poumons sans les froisser, sans les blesser? En exécutant les mouvements suivants :

« Ouvrant la bouche de toute sa hauteur, ce qui amènera un léger retour de la mâchoire inférieure vers la position normale qu'elle avait abandonnée, l'élève, entravant ce retour de son mieux, aspirera l'air au nombril et l'y retiendra par l'entier soulèvement, par l'entière dilatation des côtes, auxquelles il s'efforcera de donner toute la tension possible : en même temps, il suspendra la respiration : alors il remettra la bouche dans la position voulue et il émettra le son sur la voyelle *heu* 'très ouverte. Ce sera là son premier exercice vocal. Enfin il tirera avec énergie la pointe des épaules vers le sol, il avancera la mâchoire inférieure le plus qu'il pourra (ces deux mouvements

1. Jules LEFORT. L'émission de la voix, 1877.
2. Mme Andrée LACOMBE. La science du mécanisme vocal et l'art du chant. 1876.

se font à la fois ; séparément ils ne produiraient rien de bon) et il portera le *heu* sur l'*a* des Italiens, de façon à obtenir *heu-a*. Ce *heu* doit être pris au creux de l'estomac. »

On voit donc que les méthodes de chant formulent une foule d'avis et de systèmes différents au milieu desquels il est vraiment tout à fait impossible de se retrouver, puisque l'un approuve ce que l'autre condamne, l'un conseille ce que l'autre blâme.

Beaucoup de professeurs ont même jugé plus prudent de ne pas traiter la question, se bornant à recommander de respirer le plus profondément possible. C'est un conseil, sans doute, peu compromettant ; mais cependant, l'absence de tout système est, ici, peut-être, préférable à l'emploi d'un mauvais système. Néanmoins, nous le répétons encore, l'élève qui respire bien naturellement a toujours besoin, pour chanter, de cultiver sa respiration, sans quoi ses efforts mal dirigés l'entraîneront à de mauvaises habitudes pouvant vicier même sa respiration normale, et nous croyons le docteur Battaille quand il affirme n'avoir jamais rencontré un seul élève possédant par lui-même une respiration suffisamment réglée pour aborder les études vocales.

Cette diversité d'opinions sur une question aussi importante est facile à expliquer : le maître ne cherche généralement pas à formuler son avis d'après des considérations physiologiques, mais uniquement d'après ses observations personnelles. Il en résulte qu'il conseille toujours de pratiquer le mode respiratoire, bon ou mauvais, qu'il observe ou a cru observer sur lui-même. Or, même en admettant qu'il respire bien (ce qui n'est pas toujours vrai), il se heurte à une difficulté très réelle, celle d'analyser les phénomènes respiratoires, tels qu'ils se passent en lui, et nous connaissons de grands chanteurs qui n'ont pu réussir un pareil examen, et qui conseillent, de très bonne foi, de pratiquer un mode respiratoire auquel ils sont toujours restés complètement étrangers.

Aussi, le docteur Garnault [1] a pu dire très justement en parlant des respirations claviculaire et diaphragmatique : « Ceux qui se servent de l'une et de l'autre, en général, ne savent pas très bien pourquoi et sont, en tout cas, le plus souvent incapables de le dire et de le montrer à leurs élèves. Ils les emploient, peut-on dire, d'une façon inconsciente. Il y a beaucoup de maîtres et de maîtresses qui, préconisant la respiration dia-

---

1. GARNAULT, *loc. cit.*

phragmatique, tolèrent parfaitement, sans même s'en apercevoir, que leurs élèves femmes respirent par le haut de la poitrine et, ce qui est plus piquant encore, beaucoup de maîtresses respirent par le mode claviculaire, sans s'en rendre compte, tout en préconisant l'autre procédé. »

Reprenons maintenant les différents modes respiratoires. La respiration diaphragmatique paraît avoir les plus nombreux partisans : cela s'explique par cette raison qu'elle est facilement saisissable dans la vie ordinaire, particulièrement quand nous sommes immobiles ou quand nous sommes couchés. Mais de là, conclure que seul le diaphragme joue un rôle dans la respiration pour le chant, cela est excessif; car son action ne doit pas dépasser certaines limites sous peine de présenter de sérieux inconvénients et d'être même préjudiciable à la santé, spécialement chez la femme, en raison de la grande délicatesse de ses organes abdominaux.

C'est l'avis du docteur Bonnier [1] qui considère que « sous la pression exagérée du soufflet diaphragmatique le foie s'abaisse, les reins se détachent et flottent, la rate et l'estomac lui-même s'étirent, les ptoses viscérales apparaissent avec leurs inconvénients etc... » De son côté le docteur Joal [2] juge ce mode respiratoire comme dangereux et pouvant provoquer des hernies, et cette manière de voir est partagée par beaucoup d'autres comme les docteurs étrangers Wing et Barnes.

La respiration costale, c'est-à-dire latérale et claviculaire, à son tour, n'est pas exempte de reproches. Nous la trouvons très employée par les chanteuses trop serrées dans un corset qui leur comprime les côtes inférieures et l'abdomen. (On a calculé que le corset faisait perdre à la femme le tiers de sa capacité respiratoire.)

Ce mode respiratoire ne permet pas d'emmagasiner une quantité d'air suffisante ; en outre, il entraîne, le plus souvent, avec lui, le soulèvement des clavicules, ce qui est à la fois disgracieux pour le chanteur et dangereux pour sa voix car « si la respiration va jusqu'à l'élévation des clavicules et des omoplates, disent M. M. Browne et Behnke [3] non seulement la poitrine n'augmente pas beaucoup de capacité, mais il s'ensuit une fatigue musculaire très considérable, parce que les côtes supérieures subissent la surcharge des épaules et des bras et parce que les muscles qui s'insèrent dans cette région sont attachés à d'autres

1. BONNIER. La culture de la voix, 1904.
2. JOAL. De la respiration dans le chant, 1893.
3. BROWNE et BEHNKE, loc. cit.

fonctions qu'à la respiration. C'est, de plus, une cause de congestion pour les vaisseaux du cou et de la gorge. Par suite de ces
efforts, les muscles qui gouvernent l'acte respiratoire n'agissent
plus avec régularité et assurance, et nous pouvons constater que
ce mode défectueux de respiration fatigue très vite et produit,
comme conséquence, la respiration haletante et saccadée ainsi
que l'inégalité, le tremblement, les vibrations irrégulières dans
la production et l'émission des sons vocaux ». Et le surmenage
infligé aux poumons amène rapidement l'emphysème et toutes
ses conséquences.

Ainsi, en formulant des explications et des théories empi-
riques et plus ou moins fantaisistes, les méthodes de chant abou-
tissent à des systèmes plus ou moins condamnables. Elles ont
compliqué, à plaisir, la question respiratoire, qui est des plus
simples, jetant le trouble dans l'esprit du chanteur, incapable
de se retrouver au milieu de tant de détails et de conseils inutiles ou inexacts.

N'était-il pas plus logique de croire et de dire qu'il faut toujours respirer le plus naturellement possible ? Dès lors il suffi-
sait, pour comprendre l'acte respiratoire, d'étudier le fonctionnement normal des poumons d'après les données physiologiques.

« Dans la respiration normale, nous dit Edouard Fournié [1], le
mouvement des côtes supérieures est très peu sensible et l'expiration est surtout effectuée par les côtes inférieures et par le diaphragme. La respiration dans le chant ne doit point s'écarter de
ce type normal. » Voilà qui est clair, semble-t-il.

De son côté, le Dr Morell-Mackenzie [2] a soin d'affirmer que :
« quand on parle de respiration costale ou diaphragmatique,
il faut toujours se souvenir qu'à l'état normal l'homme emploie
simultanément les deux méthodes, que l'une aide et complète
l'autre ».

Quant à MM. Browne et Behnke [3] voici comment ils analysent
le mécanisme respiratoire : « Les poumons n'ont pas le pouvoir
de se gonfler, ils sont tout à fait passifs. Mais la poitrine
s'élargit et les poumons sont obligés d'en faire autant, parce
qu'ils sont pressés par l'air contre les parois de la poitrine et
ils sont forcés d'en suivre tous les mouvements. En d'autres
termes, quand la poitrine s'élargit, l'air se précipite dans les
poumons et les gonfle pour empêcher la formation du vide qui,
autrement, se formerait dans la cavité pleurale, c'est-à-dire

1. Edouard Fournié. Physiologie de la voix et de la parole, 1886.
2. Morell-Mackenzie. Loc. cit.
3. Browne et Behnke. Loc. cit.

entre les deux sacs dans lesquels le poumon est renfermé et dont l'une adhère au poumon, l'autre à la poitrine. Ceci constitue l'inspiration.

« Cet acte de l'inspiration est rapidement suivi par l'expulsion de l'air ; les poumons sont très élastiques et ils ont une tendance constante à reprendre leur forme primitive. Aussitôt que la contraction des muscles inspirateurs cesse, cette élasticité qui, jusqu'à ce moment, s'y est opposée, s'affirme de nouveau et les poumons se contractent, le diaphragme et les parois de la poitrine suivent les poumons exactement comme ceux-ci les suivaient dans l'inspiration. En outre, il y a une tendance naturelle des parois de la poitrine, du diaphragme et des parois de l'abdomen à revenir à leur position première. Ces mouvements chassent l'air et ceci constitue l'expiration.

« Tandis que dans la respiration ordinaire l'inspiration est la conséquence des contractions musculaires et est, par conséquent, active, l'expiration est le résultat de l'élasticité des organes antagonistes pendant l'inspiration et est par conséquent passive ; mais de même que nous pouvons faire de l'inspiration forcée, de même nous pouvons forcer l'expiration ; et si nous usons de ce pouvoir, l'expiration cesse d'être passive et devient aussi le résultat d'une contraction musculaire.

« Pour chanter, la combinaison de la respiration diaphragmatique et costale constitue le meilleur procédé. En élargissant la poitrine par l'abaissement du diaphragme et le développement latéral des côtes, nous gonflons nos poumons de telle façon que nous leur donnons le plus grand volume et que, par conséquent, nous y pouvons faire pénétrer le plus grand volume d'air. »

D'autre part, le Dr Nitot [1] donne les explications suivantes : « Les mouvements réguliers, rythmiques, qui font entrer l'air dans les poumons, et l'en font sortir, élargissent la cage thoracique dans l'inspiration et la ramènent à son volume premier dans l'expiration ordinaire. Vient ensuite un temps d'arrêt : la pause.

« Dans l'inspiration, les côtes s'écartent les unes des autres ; en d'autres termes, il y a une augmentation des espaces intercostaux. Les côtes subissent, en second lieu, un mouvement d'élévation qui entraîne simultanément toutes les côtes à l'exception des côtes flottantes que l'inspiration porte en dehors et en bas. En s'élevant, les côtes d'obliques qu'elles étaient deviennent plus ou moins horizontales et agrandissent le

1. E. Nitot. Physiologie de la voix. 1881.

diamètre antéro-postérieur du thorax. En même temps que les côtes s'élèvent, elles exécutent un mouvement de rotation sur l'axe qui réunirait les deux extrémités ; en vertu de ce mouvement, elles s'écartent de la ligne médiane et agrandissent le *diamètre transversal* de la poitrine.

« Ces mouvements des côtes sont déterminés par les contractions des muscles du thorax (muscles inspirateurs) dont les uns servent seuls à la respiration normale, dont les autres n'entrent en action que dans la respiration forcée (muscles inspirateurs accessoires). Parmi ces muscles, il en est un dont l'action est des plus énergiques, c'est le muscle diaphragme à qui revient la plus grande partie de l'acte respiratoire. Lorsqu'il se contracte, il se déprime du côté de l'abdomen en effaçant sa voussure et agrandit la poitrine dans son *diamètre vertical*.

« La respiration normale a donc pour but de dilater la poitrine dans tous ses diamètres et lorsqu'on respire, le creux épigastrique se gonfle, le ventre se relâche et se porte en avant, la poitrine se soulève et se dilate ; mais les épaules restent fixes, effacées, la tête est droite et le cou libre dans ses mouvements.

« A l'inspiration succède l'expiration ; son mécanisme est des plus simples. Il suffit que l'action des muscles inspirateurs cesse pour que la cage thoracique, qui s'était soulevée, retombe d'elle-même, pour que le diaphragme, qui s'était contracté, reprenne sa voussure, pour que le poumon, qui s'était distendu, revienne sur lui-même en vertu de son élasticité. En un mot, dès que l'inspiration cesse, le soufflet respiratoire s'affaisse rapidement.

« Mais une semblable expiration serait, on le comprend aisément, tout à fait impropre au chant, s'il n'existait des modifications spéciales ; or, il existe au niveau du cou deux muscles puissants, le trapèze et le sterno-cleido-mastoïdien qui s'insèrent sur la partie supérieure du thorax et se contractent dans l'expiration sonore pour ménager le soufflet à air. C'est là ce que Mandl a désigné sous le nom de *lutte vocale*. C'est l'effort partiel ou thoracique de M. Verneuil ».

Si nous ouvrons enfin l'ouvrage plus récent d'un de nos plus éminents spécialistes, le docteur Castex [1], sur les questions vocales, nous lisons : « Dans l'inspiration, les trois diamètres de la poitrine s'agrandissent ; le diamètre vertical, parce que le diaphragme s'abaisse ; le diamètre antéro-postérieur, parce que le sternum se porte en avant ; et le diamètre transversal, parce

1. A. Castex. Hygiène de la voix parlée et chantée, 1894.

que les côtes se portent en dehors... La meilleure combinaison respiratoire paraît être la respiration diaphragmatique, secondée de la respiration costale qui en est, du reste, physiologiquement inséparable. On peut s'en convaincre au moyen du spiromètre. Cet appareil des laboratoires de physiologie mesure la quantité d'air expirée et montre ainsi que la respiration abdominale-costale est celle qui emmagasine le plus grand cube d'air. Ainsi ceux-là seuls respirent bien qui soulèvent, en inspirant, le haut de l'abdomen et les côtés de la poitrine. »

Ces notions physiologiques, une fois nettement exposées, et formellement établies, nous avons cherché comment on pourrait les contrôler et les expliquer d'une manière pratique dans l'enseignement du chant. Nous croyons fermement que la méthode graphique nous en fournit tous les moyens. Cette méthode, en effet, nous permettant d'analyser la respiration, nous guide aussi avec une pleine certitude, dans le choix des exercices respiratoires appropriés à chaque élève, ayant pour but de rectifier la respiration quand elle est défectueuse et de la rendre encore meilleure quand elle est bonne. Nous verrons dans la deuxième partie de ce travail en quoi consiste la méthode graphique et comment nous croyons pouvoir l'appliquer.

CHAPITRE II

Physiologie de l'émission sonore

Il serait peut-être intéressant de donner, en tête de ce chapitre, un aperçu général des recherches antérieures à notre époque, auxquelles se livrèrent des hommes de science éminents dans le but de déterminer les conditions de l'émission sonore. Mais nous ne pouvons malheureusement pas, dans le cadre restreint de ce travail, reprendre le côté historique de la question. Contentons-nous de renvoyer aux savants auteurs qui, comme Fabrice d'Aquapendente au xvie siècle, comme Mersenne et Claude Perrault au xviie siècle, comme Dodart et Ferrein au xviiie siècle, comme Dutrochet, Geoffroy Saint-Hilaire, Savart, Magendie, Malgaigne, Bennati, Cagnard de Latour, Colombat, Dequevauviller, Segond, Müller, Longet dans la première moitié du xixe siècle, s'illustrèrent par leurs travaux sur la phonation.

Au milieu du xixe siècle, les recherches vocales prennent un nouvel essor grâce à la découverte du laryngoscope. Manuel Garcia [1], Battaille [2], Fournié [3] formulent alors une foule d'observations sur le fonctionnement de la glotte et de tout l'appareil laryngien, qui viennent jeter un jour nouveau sur la science vocale. Il va sans dire que nous tiendrons particulièrement compte des recherches expérimentales modernes, car elles nous apparaissent comme pouvant jeter la lumière sur bien des points contradictoires, comme dissipant bien des obscurités.

Après la respiration, la première question qui se pose, pour obtenir une émission correcte, est celle de l'attaque du son. Nous en ferons donc l'objet du présent chapitre.

Remarquons, tout d'abord, que la plupart des auteurs n'indiquent pas suffisamment les différences qui existent entre le *son* et la *voix*. Il importe de les établir : le son est exclusivement attribuable au larynx; il est dû aux seules vibrations des

1. Manuel GARCIA. Observations physiologiques de la voix humaine. 1855.
2. BATTAILLE. Nouvelles recherches sur la phonation, 1861.
3. Edouard FOURNIÉ, Physiologie de la voix et du chant, 1866.

3

ligaments vocaux. Mais le son ainsi produit est fort peu harmonieux, il a besoin de se transformer dans le tuyau vocal composé du vestibule de la glotte, du pharynx, de la bouche, des fosses nasales. C'est grâce aux multiples modifications du tuyau vocal, aux organes de l'articulation, que le son acquière sa richesse et son timbre, une partie de son volume et de son intensité. Nous ne nous occuperons ici que de la *formation* du son, nous proposant d'étudier sa *transformation* en voix, dans le prochain chapitre, sous le nom de « physiologie de l'émission vocale. »

Rappelons maintenant comment s'analyse, dans sa forme la plus simple, le mécanisme de la phonation : « L'organe phonateur, dit Zünd-Burguet [1], s'appelle larynx et se trouve à l'extrémité supérieure de la trachée-artère. Il se compose d'un certain nombre de cartilages dans l'intérieur desquels quatre bourrelets musculaires sont symétriquement et parallèlement disposés. Les deux bourrelets inférieurs portent le nom de cordes vocales vraies, tandis que les deux bourrelets supérieurs s'appellent fausses cordes vocales. La petite cavité entre les deux paires de cordes est connue sous le nom de ventricule de Morgagni. Pour que la voix se produise, il faut que les vraies cordes vocales soient mises en vibration par l'air provenant des poumons et, à cette fin, il est nécessaire qu'elles se trouvent assez rapprochées l'une de l'autre. »

L'attaque du son a toujours suscité les plus vives controverses et l'on constate, encore actuellement, que les professeurs sont, sur ce point, en désaccord, soit entre eux, soit avec les lois de la nature. Fidèle au plan que nous nous sommes imposé, nous allons voir d'abord l'opinion des auteurs pour examiner ensuite ce que nous enseigne la physiologie.

Mais auparavant, il est utile de bien déterminer l'objet de la discussion. Le son laryngien peut se produire principalement de deux manières : tantôt il résulte de la tension et du rapprochement progressif des cordes vocales inférieures, sans qu'elles entrent en contact, c'est ce qu'on appelle communément l'attaque par l'*expiration*; tantôt la note est attaquée instantanément grâce au procédé suivant : la glotte, hermétiquement fermée, car les cordes vocales sont en contact, s'ouvre en prenant aussitôt la position voulue pour produire la note désirée. C'est le mécanisme bien connu sous le nom de *coup de glotte*.

Voici, à ce sujet, quelques brèves observations tirées des méthodes de chant. Nous nous excusons à l'avance de ne pas

1. A. Zünd-Burguet, Les organes de la parole, 1905.

citer, en entier, les longs paragraphes que certains auteurs ont
consacrés à la question. (cela pourrait allonger inutilement le
débat sans cependant l'éclaircir), nous nous bornerons à prendre
chez chacun d'eux les explications les plus importantes. Et, pour
plus de clarté il conviendra, sans doute, de citer d'abord les
partisans du coup de glotte, puis ceux qui ont jugé prudent de
ne pas se prononcer catégoriquement sur la question, ne voulant
prendre parti dans aucun sens, enfin ceux qui se sont montrés
adversaires, souvent implacables, de ce fameux procédé.

Victor Warot [1] : « L'attaque du son doit se faire spontané-
ment, sans traîner ni prendre le son en dessous. Pour cela je
conseille, mais sans abus, sans dureté, l'attaque par le coup de
glotte. Je dis sans abus, parce que l'étude mal dirigée de ce
procédé rend la voix sèche et dure et, par conséquent, impropre
aux sons filés et aux gammes.

« On doit aussi travailler en attaquant le son légèrement, sur
le commencement de l'expiration du souffle, c'est par cette
étude que l'on arrivera à produire des sons filés, *piano, forte,
piano*. Le coup de glotte, quelque atténué qu'il soit, ne pourrait
servir à l'obtention du véritable son filé. »

Arsandaux [2] recommande l'attaque glottique « attendu qu'elle
a de grands avantages sur l'attaque par expiration, ou coup de
poitrine, qui a l'inconvénient de faire perdre une grande quantité d'air avant l'émission du son. L'attaque par la glotte, outre
qu'elle évite de faire perdre la moindre parcelle de l'air expiré,
force en quelque sorte le chanteur à prendre le son juste à
sa place, et non en dessous, comme cela arrive fréquemment : de
plus, elle aide beaucoup au développement de la voix ».

Eugène Crosti [3] donne peu d'explications sur l'attaque du son :
il conseille cependant « après une longue aspiration, un coup de
glotte très léger pour obtenir un son bien net, pas mendié et
pas pris en dessous. On adoptera la voyelle *a* du mot *âme* ».

Faure [4] : « Il n'y a que deux manières de faire vibrer les cordes
vocales : par l'*expiration* ou par le *coup de glotte*. L'attaque du
son par l'expiration présente deux inconvénients qui devraient
suffire à la faire abandonner, elle occasionne une grande
déperdition d'air et elle est incompatible avec la production
instantanée du son, condition absolue de sa netteté et de
l'appréciation absolue de sa justesse.

1. Victor WAROT, *loc. cit.*
2. A. ARSANDAUX, Méthode de chant, 1895.
3. Eugène CROSTI, *loc. cit.*
4. J. FAURE, *loc. cit.*

« L'attaque du son par le coup de glotte, n'offre au contraire
que des avantages : elle a pour but de donner aux voyelles la
spontanéité des consonnes *b*, *t*, *d*, *p* en en faisant pour ainsi
dire des consonnes explosives *factices*. Avant d'attaquer le son
par le coup de glotte, il faut, après avoir introduit une certaine
quantité d'air dans les poumons, fermer instantanément le
larynx et veiller à ce que l'air accumulé derrière la glotte ne
s'échappe pas dans l'émission de la note choisie. C'est le pincement de la glotte, qu'on opère à ce moment, qui doit donner
à cette note le caractère explosif de ce qu'on nomme en musique
le *son piqué*.

« Le coup de glotte est pour la voix ce qu'est le coup de doigt
pour le piano ; selon la force ou la légèreté du toucher, le son
est plus intense ou plus faible, mais l'attaque n'en a pas moins
la même instantanéité. Le coup de glotte doit être donné franchement sans toutefois que son apparente brusquerie puisse
offenser les cordes vocales, ni les brutaliser. L'exagération de
l'attaque pourrait amener la sécheresse et l'écrasement du son. »

Manuel Garcia [1] : « Ayez le corps droit, tranquille, d'aplomb
sur les deux jambes, éloigné de tout point d'appui, ouvrez la
bouche, non dans la forme ovale *o*, mais en écartant la mâchoire
inférieure de la supérieure, dont elle doit se séparer en retombant
par son propre poids, les coins de la bouche se retirant à peine.
Ce mouvement, qui tient les lèvres mollement pressées contre
les dents, ouvre la bouche dans de justes proportions et lui
donne une forme agréable ; tenez la langue relâchée et immobile
(sans la relever ni par sa racine, ni par sa pointe) ; écartez enfin
la base des piliers et assouplissez tout le gosier. Dans cette
position, aspirez lentement et longtemps. Après vous être ainsi
préparé, et quand les poumons seront pleins d'air, sans raidir
ni le gosier ni aucune partie du corps, mais avec calme et aisance,
attaquez les sons très nettement par un petit coup sec de la
glotte, et sur la voyelle *a* très claire. Cet *a* sera pris à la glotte
même. Dans ces conditions, le son doit sortir avec éclat et
rondeur.

« On aura soin de ne pas traîner les sons avant d'arriver à
l'intonation que, d'ailleurs, on ne doit jamais chercher avec la
voix, mais aborder toujours hardiment.

« Il faut bien se garder de confondre l'articulation ou le coup
de la glotte avec le coup de poitrine qui ressemble à la toux, ou
à l'effort que l'on fait pour expulser du gosier quelque chose

1. Manuel GARCIA, Traité complet de l'art du chant, 1884.

qui le gêne. Le coup de poitrine fait perdre une très grande partie de la respiration; il fait sortir la voix aspirée, suffoquée, incertaine d'intonation. La poitrine n'a d'autre fonction que d'alimenter d'air les sons et non de les pousser et de les heurter.

« Il faut préparer l'articulation de la glotte en la fermant, ce qui arrête et accumule momentanément l'air à ce passage; puis, comme s'il s'opérait une rupture au moyen d'une détente, on l'ouvre par un coup sec et vigoureux, semblable à l'action des lèvres prononçant énergiquement le *p*.

« Quelques maîtres conseillent l'emploi des syllabes *pa*, *la*, etc., pour arriver à la précision de l'attaque. Il me semble que ce moyen, qui met en mouvement les lèvres, la langue, etc., organes étrangers à l'émission de la voix, a l'inconvénient de masquer la mauvaise articulation de la glotte et ne peut rien pour la rectifier. Nous ne saurions trop recommander l'extrème souplesse de la mâchoire inférieure, car de cette souplesse dépend celle des organes qui sont placés au-dessous et, par suite, l'élasticité et le moelleux du son ».

Voyons maintenant quelques auteurs qui se prononcent peu nettement sur la question, c'est-à-dire qui n'osent ni attaquer, ni défendre le coup de glotte, évitant même d'en parler.

Mme Marie Sasse [1] : « Le son doit s'attaquer sur la respiration, c'est-à-dire qu'aussitôt que les poumons sont arrivés au maximum de leur emmagasinement d'air, il faut attaquer le son sans brusquerie, en retenant la respiration de façon à ce qu'elle ne passe pas à travers le son; la respiration doit rester au-dessous du son et lui servir de point d'appui; en dépensant une plus grande quantité d'air, vous augmentez la force du son : les poumons sont à la voix ce que le souffle est à l'organe.

« Le défaut général est de ne pas savoir jouer de la respiration, et, à l'attaque du son, de lâcher en même temps la respiration; les poumons se dégonflent et le son n'ayant plus de point d'appui devient sans force, sans sonorité; c'est alors qu'on a recours aux efforts et aux cris ».

M. Mayan [2] préconise *l'attaque en tête* qui est le repos immédiat du son dans le masque, et ce, sans effort de la poitrine et par la seule attaque du son par la glotte.

Voici la manière d'attaquer en tête :

« Respirez très bas dans le diaphragme, montez la respiration, enfin attaquez le son par le moyen de la glotte, et dirigez celui-

1. Marie Sasse. l'Émission de la voix, 1900.
2. M. Mayan. *loc. cit.*

ci en même temps, immédiatement dans le masque, dans les fosses nasales, et cela sans pousser, sans efforts. On ne saurait le répéter trop de fois : ce qu'il faut éviter, c'est de pousser le son et les efforts de la poitrine ; ce qu'il faut, c'est attaquer par le secours de la glotte.

« Voilà l'unité d'émission basée sur l'attaque en tête que je préconise pour toutes les voix et pour toute l'étendue des voix. Mais, dira-t-on, votre système peut être bon pour beaucoup et néfaste pour d'autres? Je répondrai : la voix ne s'opère-t-elle pas de la même manière pour tout le monde? Le son, pour tout le monde, est un souffle obtenu par le jeu des poumons; de plus, ce souffle a la même direction pour chacun, c'est-à-dire qu'il fait vibrer les cordes vocales en passant par le larynx et ces vibrations opèrent un son. Donc si ce son s'obtient de la même manière pour chacun, quel inconvénient y a-t-il à ce qu'il n'y ait qu'une façon d'attaquer et de diriger le son?

« Pour l'attaque des sons élevés, il faut que le son soit attaqué nettement, plutôt au-dessus qu'au-dessous ; je parle, bien entendu, de la position du son et non de sa tonalité; ou pour mieux dire, pour attaquer un son élevé, il ne faut pas craindre de l'attaquer trop haut en tête; il sera plus sûr et plus éclatant si vous avez soin, en l'attaquant, de suivre mes principes, c'est-à-dire de monter la respiration, de baisser brusquement le menton en attaquant la note. Ne craignez rien, nul accident n'est possible ».

Mme Pauline Viardot [1] : « La note devra toujours être attaquée franchement, sans glissade d'aucune espèce, comme une note frappée sur le piano, sans pousser avec la poitrine, sans serrer le gosier et sans la faire précéder d'une aspiration qui produit le mauvais effet suivant *ha* ».

M. de Martini [2] : « Il faut que le son ait son point de départ, son point d'appui plus bas que la gorge. Le chanteur se figurera que son larynx est plus bas que la base du cou et, dès le début des études, il veillera avec le plus grand soin à *ne pas attaquer sur les cordes vocales*.

« Ceci mérite encore quelques explications, car cela peut paraître exorbitant, même à certains maîtres de chant qui savent que les cordes vocales seules engendrent le son, et qui dressent les voix par des procédés différents de ceux que j'ai l'intention de recommander. Ils obligent leurs élèves à chanter avec leur larynx.

1. Pauline VIARDOT. Une heure d'études, 1880.
2. A. DE MARTINI, *loc. cit.*

« Certes, au point de vue de la logique des mots, chanter avec son larynx est une chose absolument raisonnable. Mais pourquoi tant d'élèves contractent-ils des inflammations, maladies, granulations, paralysies, etc., sans savoir pourquoi? Précisément à cause de cette persistance à attaquer les sons sur cette malheureuse petite noix creuse qu'on appelle un larynx et qui n'a pas la force d'une noix véritable, avant de leur fournir un point d'appui suffisant, une force qui leur manque, avant d'avoir posé la voix. Certes, les professeurs le disent assez : « Vous n'appuyez pas votre voix, allons, du nerf, du courage, cela viendra ! » Mais mille expériences sont là pour le démontrer : à peine une voix sur cent peut résister à l'attaque laryngienne, si l'appui naturel de la voix n'a pas été d'abord développé et rendu solide.

« Le premier soin de l'élève qui veut poser sa voix doit être d'éviter la force du larynx et de développer celle de la poitrine jusqu'à ce qu'elle soit en état de soutenir la voix ».

Plus loin, M. de Martini reconnaît qu'il y a des cas où, au bout d'un certain temps, il est utile de recourir aux « sons piqués attaqués au larynx, légèrement, nettement, en ayant soin de ne mettre en mouvement que les cordes vocales ».

Examinons maintenant l'opinion des adversaires du coup de glotte :

M. J. Belen[1] nous dit : « Ceux qui préconisent le coup de glotte prétendent avec beaucoup d'apparence de raison qu'il permet de donner plus de puissance sonore à l'attaque et à la pose du son sur une voyelle; par conséquent, ils donnent en quelque sorte à la glotte la mission d'articuler les voyelles, ce qui est inadmissible, la glotte n'ayant qu'une seule mission, celle d'émettre un son à une hauteur quelconque, ce son ne devenant voyelle que dans la bouche, selon la forme donnée à son ensemble... Que l'on évite donc cette attaque brutale, nuisible et ridicule, toutes les fois qu'elle ne s'impose pas pour obtenir un effet expressif particulier.

« Je la condamne absolument dans les vocalises, car elle heurte d'une façon insupportable chaque note composant un trait. Je la condamne d'une façon à peu près générale dans l'attaque des sons sur des voyelles. Dans d'autres cas qu'il est possible de préciser, elle devient indispensable, par exemple dans le rire, les larmes, ou même simplement pour faire convenablement des notes piquées ou appuyées.

J. J. BELEN. Attaque et tenue des sons chantés. Journal *La voix*, 1903.

« Le coup de glotte se produit, lorsqu'après un rapprochement énergique des cordes vocales, empêchant d'une façon absolue l'échappement de l'air contenu dans les poumons, on donne brusquement passage à la colonne d'air. Il se produit à ce moment précis un bruit explosif qui accentue durement le son qu'émet le larynx mis en vibration, en même temps que se produit l'ouverture de la glotte.

« Il est essentiel, dans l'attaque des sons, de mettre d'abord l'appareil vocal dans la position particulière à l'émission d'un son à une hauteur déterminée, de ne pas lui faire subir de contraction volontaire ou nerveuse, au moment de la sortie de la colonne d'air, car de cette contraction résulterait inévitablement une altération de la pureté ainsi que de la justesse de la voyelle et du son.

« L'appareil vocal et l'appareil de la parole ainsi en place, on fait vibrer le larynx sous la pression de la colonne d'air chassée des poumons sans brusquerie et soutenue d'une façon très égale. Les voyelles ainsi obtenues semblent être légèrement précédées de la consonne, sans que celle-ci puisse toutefois être nettement caractérisée, soit par exemple avec l'effet qui lui est propre dans *homme*, *habit*, *huile*, etc., et non comme dans *hola*, *héros*, *hourvari*, etc.

« Il faut que l'attaque des sons se fasse franchement, au moment précis où commence l'expiration, afin que rien ne se perde inutilement de l'air contenu dans les poumons, ce qui arriverait immanquablement, si on donnait de l'importance à la consonne ou si on attaquait le son pendant l'expiration ».

M. Archainbaud [1] distingue trois manières d'attaquer le son. La première, celle qu'il conseille, doit être pratiquée de la façon suivante : « Lorsque les poumons sont munis d'une suffisante quantité d'air, il faut retenir sa respiration, le temps seulement de fixer dans l'oreille et de préparer l'intonation qu'on va prendre, puis chasser *à la fois et le souffle et le son*, franchement, mais sans efforts, en ayant soin que chaque parcelle d'air dépensé soit représentée par une quantité de son analogue, ce qui n'aurait pas lieu si le souffle s'échappait avant l'intonation. Le son sera attaqué juste et sans jamais traîner pour arriver à la note.

« La deuxième manière d'attaquer consiste à donner la note en la faisant précéder d'une légère expiration, comme dans l'*h* dite aspirée. » M. Archainbaud ne juge pas que l'émission soit pour cela défectueuse.

1. Eugène ARCHAINBAUD, *loc. cit.*

La troisième, l'attaque glottique, lui paraît pleine d'inconvénients : « Cette attaque a, selon moi, le grave défaut d'être une *invention*. Dans l'étude des phénomènes naturels, il ne faut rien inventer ; on doit observer la nature, la connaître à fond s'il se peut et favoriser, par cette connaissance, son développement naturel, ce qui est la grande science ; il ne faut rien mettre de soi. Le système a d'autres inconvénients : l'accumulation de l'air contre la glotte fermée, avant l'émission du son, constitue dans l'attaque un double mouvement qui est inutile et qui ne permet pas les attaques rapides ; cette accumulation donne à l'émission une très grande dureté, même quand elle est atténuée ; ce n'est pas parce qu'on l'exécutera *piano* que le mécanisme en sera changé. Cette attaque communique au son une grande sécheresse et lui enlève son élasticité ».

M. P. Marcel [1] blâme également l'attaque par la glotte « parce qu'elle est brutale et ne permet pas de modifier le son au cas où l'intonation ne serait pas juste. Les partisans connus de l'attaque par le coup de la glotte se réduisent à deux : M. Garcia qui ne s'en servait jamais et M. Faure qui s'est toujours gardé d'en faire usage. Néanmoins ces deux grands artistes ont fait plus de tort à eux deux que tous les mauvais professeurs réunis. La notoriété de leur nom et de leur talent leur donne un immense crédit auprès des élèves ; leur méthode si parfaite est entre les mains de tous ceux qui s'occupent de musique. Quel est l'élève qui ne se croit pas obligé de suivre à la lettre les conseils d'artistes aussi éminents ? Aucun ! Eh bien, parmi ces conseils, il y a celui de l'attaque par la glotte. Combien de jeunes gens qui ont perdu leur voix pour l'avoir employée ! »

Mme Meyerheim [2] : « En général, le défaut le plus grave des chanteurs consiste à attaquer le son dans la gorge ou dans la poitrine ; même avec une santé robuste, la plus belle voix n'y résiste pas.

« Donc on respire par *l'appogio* et c'est surtout de là que vient l'attaque du son. (*L'appogio* est l'assise de la voix, le siège de la respiration : quand on chante, on soutient la respiration au moyen des poumons, mais quand on sait chanter on attaque, on respire dans l'abdomen). Mais pour avoir cette attaque pure et juste, il faut ouvrir la gorge, non seulement en avant, mais surtout en arrière, car si *l'appogio* est le réceptacle de la voix, la gorge en est l'issue, et il serait inutile d'émettre un son si la

1. P. MARCEL, *loc. cit.*
2. Mme G. MEYERHEIM. L'art du chant technique selon les traditions italiennes et le bon sens, 1905.

gorge n'était pas assez ouverte pour le laisser passer. Ainsi la gorge est l'ouverture, non seulement de l'aspiration, mais de l'expiration du souffle ; et si l'on ferme la gorge, la voix cherche à se porter ailleurs.

« Il ne suffit pas d'ouvrir la bouche grandement quand on veut ouvrir la gorge ; il faut surtout ouvrir les côtés de la bouche en faisant bien tomber le menton. Naturellement, quand on prend des notes élevées, il faut l'ouvrir davantage, mais la position de la bouche en général est celle qui donne le sourire.

« Pour apprendre à bien ouvrir la gorge, il faut étudier les attaques des sons devant une glace, en ayant soin de voir la luette, comme lorsqu'on montre sa gorge au docteur.

« Il faut toujours attaquer les sons en arrière de la gorge, en disant : *ah*, sans pourtant donner le coup de glotte, ce qui est très mauvais et rend la voix dure. Or l'attaque, tout en étant d'une exactitude parfaite, doit être douce et veloutée ; aussi quand on entend le coup de glotte, c'est que le chanteur n'a pas posé la voix assez en arrière. La langue est contrainte de se soulever, n'étant pas retenue par la respiration, car elle ne s'aplatit qu'au moyen de la respiration de l'abdomen, qui semble faire la fonction d'un poids l'entraînant en bas.

« Pour chanter juste on doit attaquer chaque note dans l'abdomen, en appuyant sur la respiration, la gorge restant bien ouverte et en disant *ah* comme dans *âme*. Il faut attaquer sur *l'appogio* dans tous les registres, suivant la note qu'on veut atteindre ; plus cette note est élevée, plus il faut l'attaquer dans le bas, afin d'avoir de la force pour la soutenir ».

M. Victor Maurel [1] condamne le coup de glotte : « Notre devoir, dit-il, est de le combattre de toutes nos forces, parce qu'il est contraire à l'ordre physiologique des choses, parce que la production phonique est un acte physiologique et que les règles de cet art doivent se calquer, pou être justes, sur les lois auxquelles est soumis l'acte physiologique.

« Or dans la production phonique, ces lois déterminent pour l'engendrement du son, le mécanisme suivant : la glotte relâchée, dans la simple respiration, se resserre pour la phonation : les cordes vocales se tendent et par cela même se rapprochent, ou, comme dit la science dans son langage, elles effectuent une *apstole* et une *systole* simultanées, dont le degré détermine la hauteur du son engendré. Suivant que le degré de tension et de rapprochement augmente ou diminue le son baisse ou monte.

1. Victor MAUREL. Un problème d'art, 1894.

« Dans la nature, il n'est donc qu'une seule attaque de son vocal : celle par la tension et le rapprochement des cordes vocales relâchées. Et c'est précisément le contraire que demande le système du coup de glotte : à savoir la détente et l'écartement des cordes vocales surtendues... Par le coup de glotte, l'élève apprend à éluder, au moyen d'une brutale contraction, le travail de souplesse le plus délicat peut-être de la technique vocale ».

M. Giraudet [1] recommande d'attaquer le son :

« 1° Naturellement, en répondant en quelque sorte à l'exclamation admirative *ah* ; 2° sans perdre de souffle et non pas comme dans l'*h* aspiré *ha* ; 3° sans sécheresse, en évitant le coup de glotte, attaque qui ne convient qu'à une expression pénible ou douloureuse et qui ne peut être employée que dans des cas particuliers. On veillera avec soin à ce que le son ne soit attaqué, ni au-dessus, ni au-dessous de la note. »

M. Verdhurt [2] « condamne comme un vieux préjugé la méthode du coup de glotte, cette manière d'attaquer le son au moyen d'une détente (dont le prétexte n'est que l'économie d'une minime partie de souffle) n'ayant fort souvent pour résultat que de contracter le gosier et par conséquent d'entraîner avec elle la sécheresse et la platitude. Nous ne désignerons pas les autres, nous bornant à mettre l'élève en garde contre les dangers de celle-ci, avant de lui indiquer mes principes personnels.

« Avant d'émettre un son, le chanteur doit mentalement en bien entendre la tonalité, le préparer en quelque sorte par la pensée, lui donner en imagination la couleur voulue : puis il le laissera se produire doucement, sans secousse, en observant attentivement la justesse. »

MM. Lemaire et Lavoix [3] : « Pour commencer l'attaque des sons, il faut d'abord s'exercer par l'une des notes, dont l'émission se fera sans gêne et sans fatigue et toujours vers la partie inférieure de l'échelle vocale, le médium de la voix n'exigeant que des efforts modérés.

« L'élève inspirera modérément mais de manière à remplir suffisamment les poumons sans leur causer la moindre gêne ; puis il attaquera la voix sur la voyelle *a* clair, sans violence, *mezzo forte*, cependant avec assez d'énergie pour donner à la voix une certaine sonorité.

1. A. Giraudet. Gymnastique vocale, 1891.
2. C. H. Verdhurt. La voix et le mécanisme du chant, 1889.
3. Lemaire (Th.) et Lavoix (H.). Le chant, ses principes, son histoire, 1881.

« Le son doit être attaqué franchement mais avec douceur, en ayant soin de ne le prendre ni au-dessus ni au-dessous. Il faut aussi, qu'après avoir introduit l'air dans les poumons, l'élève n'en laisse échapper aucune parcelle avant d'attaquer le son. Ce défaut, presque général chez les commençants, a pour effet de fatiguer la poitrine, de compromettre la respiration et, par suite, d'empêcher de soutenir le son.

« On doit éviter d'attaquer le son par des coups de poitrine, ce qui peut avoir lieu lorsque les poumons ont perdu une partie de la respiration par l'effet de la maladresse dont nous venons de parler.

« Pour que l'attaque du son soit bonne, il faut, après avoir inspiré, maintenir l'air derrière la glotte, qui devra s'ouvrir subitement, sans secousse et sans contraction, pour livrer passage à la voix. Manuel Garcia conseille d'attaquer les sons sur la voyelle *a* très clair au moyen de ce qu'il appelle le coup de glotte... « Contrairement à l'opinion de Garcia, dit Holtzem, je crois avec Lamperti que le pincement de la glotte peut avoir des inconvénients, en ce sens qu'il rend le son guttural et arrête la vibration au passage. En outre, il est bon d'observer que ce procédé réclame déjà une certaine expérience chez l'élève, ce qui ajoute encore à la difficulté de son application. »

« M. Panofka est le seul, après M. Garcia, qui conseille ce procédé que, pour notre part, nous n'admettons pas au commencement des études.

« En effet, le coup de glotte, très difficile dans les premières études, produit, s'il est mal exécuté, une espèce de déchirement des cordes vocales, fort pénible pour l'élève et désagréable à l'oreille. M. Garcia, en conseillant cette manière d'attaquer le son, a voulu obtenir plus de netteté et éviter ce défaut, si fréquent chez les élèves et même chez certains chanteurs, qui consiste à prendre la note une seconde ou une tierce plus bas, pour y arriver ensuite en traînant la voix d'une manière insupportable à l'oreille et nuisible au chant.

« Il est d'autres moyens de corriger ce défaut sans avoir recours au coup de glotte et nous pensons que celui que nous avons indiqué précédemment suffit pour éviter l'inconvénient que nous venons de signaler.

« Il faut dire cependant que le procédé de M. Garcia peut être employé avec bonheur pour donner plus de force et d'énergie à certaines parties du discours musical, mais alors seulement que les études élémentaires étant terminées, l'élève possède une certaine expérience. »

M. Jules Lefort[1] : « L'attaque ne doit être ni molle, ni dure, c'est-à-dire ne pas laisser se perdre, avant la formation du son, une partie de l'air contenu dans les poumons, ni contracter les cordes vocales.

« Après avoir pris une ample provision d'air par une inspiration grande, l'élève portera directement cet air, qu'il tient en réserve, sur les lèvres vocales par une brusque expiration ; cette expiration est produite par une contraction des muscles du diaphragme ou abdominaux. C'est ainsi qu'il obtiendra une attaque nette et franche, sans avoir besoin de recourir à la contraction ou au pincement du larynx que l'on recommande généralement, et qui a l'inconvénient de faire précéder le son d'une espèce de grincement fort désagréable à entendre, chaque fois qu'on attaque un mot commençant par une voyelle.

« L'attaque glottique *ha* avec un *h* aspiré dur est contraire à l'esprit des langues d'origine latine. Le *jota* espagnol est une anomalie qu'il faut attribuer à l'élément arabe.

« Nous indiquerons encore un autre moyen pour arriver à l'attaque naturelle. Les premières syllabes que prononce la race humaine sont *ma* et *pa*. Dans *ma*, l'enfant ne fait que séparer les lèvres par une légère détente. Dans *pa* soit qu'il agisse avec plus d'énergie ou qu'il soit mû par un sentiment d'impatience, la pression des lèvres et la détente sont plus fortes, mais la langue reste à son état normal, sans contraction, et l'*a* qui suit la consonne est d'une émission naturelle, par conséquent parfaite. Les consonnes *m* et *p* ont servi de ressort pour lancer la voyelle. On suivra donc cette règle indiquée par la nature et l'on attaquera d'abord tous les sons en les faisant précéder d'une consonne.

« Seulement, comme à l'âge où l'on se dispose à chanter, on a déjà pu prendre de mauvaises habitudes de prononciation, produites toujours par des contractions de la langue et que les contractions s'opposent à l'émission parfaite de la voix, en même temps qu'elles donnent au son quelque chose de dur et de guttural, il faut avant tout obliger la voix à se diriger vers les lèvres.

« L'exercice à bouche fermée est d'un grand secours pour obtenir ce résultat, mais il a des inconvénients inhérents à l'obligation qu'il impose au son de sortir par le nez.

« Nous lui préférons de beaucoup l'usage de la consonne vibrante dentilabiale V qui se forme en appuyant la lèvre infé-

---

1. Jules Lefort, *loc. cit.*

rieure contre les dents supérieures. Un son filé sur cette consonne trouvera son issue entre les dents supérieures et la lèvre
inférieure. La colonne d'air s'appuyant fortement sur cette faible
barrière, la forcera sans peine ; il en résultera une légère vibration. La voix est ainsi amenée à sa place d'émission ; et les soins
de l'élève devront tendre à la porter toujours sur ce point. »

Ainsi, nous nous trouvons sur cette question de l'attaque du
son, comme sur celle de la respiration, en présence d'une foule
de conseils nettement contradictoires et souvent fort peu compréhensibles. Il importe cependant de savoir à quoi s'en tenir.
C'est pourquoi, avant de prendre parti dans le débat, convient-
il d'examiner ce que nous enseigne la physiologie.

« Le coup de glotte, dit le Dr Morell Mackenzie[1], c'est-à-
dire la correspondance exacte entre l'arrivée de l'air dans le
larynx et la disposition des cordes vocales appropriée pour le
recevoir, ne saurait être trop recommandé. Ni les livres, ni la
dissection ne peuvent l'apprendre, le seul guide est le sens
musculaire, aidé et dirigé par un instituteur intelligent. »

D'autre part, voici les explications très intéressantes de
MM. Browne et Behnke[2], sur les trois manières d'attaquer le
son :

1° « Les ligaments vocaux se rencontrent, après que l'air a
déjà commencé à passer entre eux, ceci constitue une aspiration
ou, en d'autres termes, le son de la lettre *h*. On donne au mécanisme qui le produit le nom de *glissement de la glotte* ; il présente une autre particularité, c'est qu'alors, souvent, les ligaments vocaux ne se rejoignent pas assez fortement et laissent
passer une quantité d'air plus grande que cela n'est nécessaire
pour l'acte de la phonation. Alors, non seulement le son ne
débute pas d'une manière prompte et décisive, mais il s'y joint
aussi une certaine quantité d'air qui le rend soufflé et cotonneux.
Ce mode de production du son est malheureusement très commun.

2° « Les ligaments vocaux se réunissent avant que l'air n'ait eu
le temps de les atteindre, les pyramides entrent en contact
intime par leur surface interne et les ligaments vocaux se rapprochent fortement l'un de l'autre ; la porte est bien fermée,
l'air s'accumule au-dessous, jusqu'à ce que la pression devienne
assez grande pour triompher de la résistance qui se trouve au des-
sus. A ce moment, la porte s'ouvre et le phénomène s'accompagne

---

1. Morell MACKENZIE, *loc. cit.*
2. Lennox BROWNE et Emile BEHNKE, *loc. cit.*

d'un cliquetis distinct. On donne à l'action qui le produit le nom d'*échec de la glotte*. Après qu'il s'est produit, d'ordinaire, les ligaments vocaux restent fortement serrés, de telle sorte que l'air a constamment une résistance à vaincre. Ce phénomène entrave le son et tend à le rendre dur et métallique.

3° « Les ligaments vocaux se rencontrent au moment même où l'air vient les frapper, de plus, ils ne se pressent pas l'un contre l'autre plus que cela n'est nécessaire. Il ne s'y produit pas de fuite au début et il n'y a pas d'obstacle à vaincre ; mais l'attaque est nette et décisive et alors le son sort d'une manière convenable. Le mécanisme dont il s'agit ici porte le nom de *coup de glotte*. L'occlusion des ligaments vocaux se maintient au degré le plus convenable, la production du son, quant à ce qui concerne la glotte, s'opère dans les conditions les plus favorables et le résultat est le meilleur qu'on puisse désirer... L'attaque, pour être correcte, doit donc correspondre à une action rapide et simultanée de la respiration et des ligaments vocaux qui constitue le coup de glotte. »

De son côté, le Dr Garnault [1] n'est pas moins explicite : « Au moment où vous vous préparez à chanter, il faut que votre larynx soit hermétiquement fermé, s'opposant complètement à l'écoulement de l'air et le maintenant à l'état de tension dans le soufflet pulmonaire. C'est en effet une notion qui se dégage de toutes nos études antérieures qu'il ne saurait y avoir de vibrations des cordes vocales sans tension de l'air pulmonaire et cette tension qui, au début de l'expiration, est purement automatique, puisqu'elle est produite par l'élasticité des poumons revenant sur eux-mêmes, devient ensuite active et est engendrée par l'action des muscles expirateurs qui, par leurs contractions, diminuent le volume de la poitrine. C'est à l'action réciproque de ces deux forces agissant l'une sur l'autre (tension de l'air, contraction des cordes vocales) que Mandl a donné le nom, fort bien choisi, de *lutte vocale*.

« Subitement, d'un seul coup, sans hésitation ni incertitude, le larynx doit s'ouvrir et se mettre dans l'état convenable pour produire la note désirée. C'est déjà, au seul point de vue de la tonalité du son produit, une opération délicate et qui nécessite un degré d'exercice assez avancé ; mais il est encore un double écueil difficile à éviter. D'une part, il faut redouter l'exagération du choc qui se produit par un contact trop brusque entre le courant d'air expulsé et les cordes vocales tendues ; il ne faut

1. P. Garnault, *loc. cit.*

pas en un mot que le coup de glotte soit trop brusque, car il produit alors sur les auditeurs une impression très désagréable ; il communique à la voix un caractère martelé, et, si l'on prend l'habitude de donner aux organes de la vibration et de la résonnance cet excès de contraction ou de tension, on peut arriver à leur faire perdre la faculté de se contracter régulièrement et avec précision. La contraction des muscles ainsi surmenés devient irrégulière, tremblotante, comme cela arrive pour les autres muscles du corps, à la suite d'un travail excessif, et la voix est cassée pour un temps plus ou moins long, parfois pour toujours.

« Lorsqu'au contraire on attaque le son sans que la glotte soit bien fermée, le son est précédé d'un écoulement d'air à travers la glotte, accompagné d'un sifflement très désagréable à entendre, d'un *glissement* de l'air à travers les lèvres de la glotte ; la note émise n'est pas pure et il se produit une déperdition inutile de l'air pulmonaire, ce qui peut être une grande cause de fatigue pour le chanteur .»

Ainsi le coup de glotte nous apparaît comme réunissant les plus grands avantages, puisqu'il empêche toute déperdition d'air avant l'attaque du son et qu'il donne à la note autant de précision que de netteté. Dans ces conditions, comment se peut-il qu'il ait trouvé autant d'adversaires irréconciliables ? Nous croyons, avec M. Zünd-Burguet, que la plupart des maîtres ont été déroutés par le terme même employé dans le langage physiologique. En effet, l'expression *coup* de glotte leur a fait supposer que l'attaque par ce procédé exigeait un choc violent, une contraction de tout l'appareil laryngien. Rien n'est plus inexact : il est admis par tous les physiologistes que l'émission vocale, vraiment conforme à la nature, repose, avant tout, sur l'extrême souplesse de tous les organes phonateurs, et doit, par conséquent, bannir tout effort et toute espèce de contraction. Cette constatation théorique est corroborée par les conséquences pratiques : l'auditeur est toujours désagréablement impressionné en écoutant un chanteur qui ne peut se faire entendre qu'avec peine, et la voix a beau être belle et puissante, dès l'instant où elle est émise avec effort, on en éprouve toujours une sensation pénible.

Nous pouvons donc en conclure que certains professeurs, en blâmant le coup de glotte, prouvent qu'ils n'ont pas bien saisi son mécanisme. Ils ont commis une erreur des plus regrettables en confondant le *vrai* coup de glotte, qui est un acte parfaitement physiologique, avec le *faux* coup de glotte tout à fait contraire aux lois de la nature. Voici, d'après M. Zünd-Burguet [1], les différences essentielles qui caractérisent ces deux procédés dont le mécanisme n'a rien de semblable :

Dans le faux coup de glotte, l'épiglotte s'abaisse, les cordes vocales supérieures se contractent jusqu'à venir presque jusqu'au contact, les cordes vocales inférieures s'appliquent brusquement et fortement l'une contre l'autre : le son est guttural, écrasé, nécessite un effort dangereux.

Dans le vrai coup de glotte, les cordes vocales inférieures viennent en contact intime, puis se desserrent un peu. Quant aux cordes vocales supérieures, elles n'entrent pas en contact et l'épiglotte ne s'abaisse pas vers le larynx. Il n'y a donc pas d'efforts ni de conséquences fâcheuses à redouter.

Cette distinction est également préconisée par le Dr Castex [2] qui l'a contrôlée scientifiquement dans ses expériences de physiologie. Nous ne saurions mieux faire que de rappeler, à ce sujet, une page importante du savant professeur. « La note ne doit pas être attaquée sans que les cordes soient bien rapprochées. Il se ferait une déperdition d'air : les artistes appellent ce défaut *chanter sur le souffle*. Les cordes vocales doivent prendre d'emblée le degré de tension voulue pour une note déterminée, sinon le larynx *attaque en dessous*...

« Les larynx que j'ai examinés exécutaient le coup de glotte de deux façons différentes. Sur les uns l'épiglotte s'abaissait, les cordes vocales supérieures se contractaient jusqu'à venir presque jusqu'en contact, et elles y arrivaient même parfois. Les cordes vocales inférieures (vraies cordes) s'appliquaient brusquement et fortement l'une contre l'autre, tout, en un mot, réalisait le phénomène connu en physiologie sous le nom d'effort. Ce n'était pas seulement le coup de glotte, mais, qu'on me passe l'expression, *le coup de larynx* dans son ensemble. Le son sortait sec et comme écrasé. J'ajoute immédiatement que j'ai vu ce coup de glotte défectueux sur les larynx qui n'usaient pas habituellement du procédé dans les exercices ou qui en abusaient, le pratiquant en dehors des règles de l'art. Nul doute que ce faux coup de glotte n'amène promptement à des altérations du larynx et de tout l'appareil vocal, voire même d'autres régions du corps, car il a tous les inconvénients de l'effort en général. Quelques chanteurs m'ont avoué d'eux-

1. A. Zünd-Burguet. Conférence à Paris en 1900.
2. A. Castex, Les maladies de la voix, 1902.

mêmes que le coup de glotte les fatiguaient beaucoup; or, j'ai pu m'assurer, laryngoscope en main, qu'ils l'exécutaient mal, faisant le faux coup de glotte.

« Sur d'autres larynx, en majorité, je dois dire, mieux entraînés à cet exercice spécial, j'ai vu simplement les cordes vocales inférieures venir en contact intime l'une de l'autre, puis se desserrer un peu dans la suite de l'émission. Les cordes vocales supérieures n'entraient pas en contact, et l'épiglotte ne s'abaissait pas vers le larynx. Ici, pas d'effort, donc pas de suites fâcheuses.

« Or, ce pincement exclusif des cordes inférieures, c'est bien là ce qu'on entend en bonne technique sous le nom de *coup de glotte*. Il est l'agent des sons piqués, qu'on reconnaît à leur caractère explosif. J'ai d'ailleurs noté des degrés intermédiaires et vu, sur quelques larynx, les cordes vocales supérieures se rapprocher sans venir cependant en contact. J'ai encore vu des larynx exécuter le vrai coup de glotte dans l'émission naturelle et passer au coup du larynx quand ils forçaient la voix.

« Le laryngoscope nous montre donc que le coup de glotte exagéré, mal fait, contractant tout le larynx (coup de larynx, faux coup de glotte) est nuisible, mais que le coup de glotte exact, contractant la glotte seule, ne l'est pas et qu'il échappe aux reproches qu'on a pu lui adresser. »

En présence d'explications aussi catégoriques, basées sur l'observation de phénomènes physiologiques indiscutables, il paraîtrait sans doute superflu d'insister encore sur les avantages du vrai coup de glotte, puisqu'il est prouvé que c'est la seule manière logique d'attaquer le son.

CHAPITRE III

Physiologie de l'émission vocale.

A chaque instant, il nous arrive d'entendre des chanteurs qui, malheureusement, ne méritent nos louanges qu'avec certaines réserves. Nous leur reconnaissons, par exemple, des qualités vocales exceptionnelles, de la diction, du sentiment musical, mais presque toujours nous leur adressons le même reproche : l'émission est défectueuse, la voix est belle, mais elle n'est pas suffisamment posée. Ce jugement sévère, trop souvent mérité, n'est pas seulement prononcé par des connaisseurs, il l'est aussi par des auditeurs peu initiés aux mille nuances de l'art vocal, mais devinant, en quelque sorte instinctivement, que l'artiste ne tire pas de son instrument toutes les ressources que la nature lui a quelquefois prodiguées.

Qu'il en soit ainsi pour des amateurs, on le comprend encore, car, ne considérant, en général, le chant que comme un art d'agrément, ils invoquent ce vain prétexte pour ne pas se soumettre à un travail persévérant. Mais devrait-il en être de même de ceux qui, en pleine jeunesse, consacrent tout leur temps, tous leurs efforts à développer et à assouplir leur larynx ? Et cependant que d'artistes, même parmi ceux qui se destinent ou qui sont au théâtre, ont mérité pareil reproche ! Berlioz lui-même le déplorait déjà au siècle dernier, quand il disait : « Un chanteur ou une cantatrice capable de chanter seize mesures seulement de bonne musique avec une voix naturelle, bien posée, sympathique et de les chanter sans efforts, est un oiseau rare, très rare, excessivement rare ».

De son côté, Gustave Bertrand [1], à propos des concours du Conservatoire, formulait, en 1871, les observations suivantes : « Les lauréats ont, par moment, des lueurs de talent ; ils arrivent à des nuances de goût et de sentiment qui ne sont pas communes. Mais tout pèche par la base ; c'est le fond qui manque le plus : sous ces vocalises d'apparat, sous de spécieux effets de chant dra-

1. Gustave BERTRAND. De la réforme des études de chant au Conservatoire, 1871.

matique, se trahit l'émission de voix défectueuse, maladroite,
pénible. Et de même que des efforts faits gauchement, dans une
fausse position ou dans le mauvais sens des muscles, n'abou-
tissent qu'à donner des courbatures à l'homme le plus robuste,
on sent que ces beaux effets de chant, exigés et obtenus d'une
voix qui est mal posée, doivent la délabrer et la détruire ».

Plus près de nous, en 1895, le Docteur Richelot[1] n'est pas
moins sévère pour les artistes modernes : « Parmi les chanteurs
qu'on nous fait subir, dit-il, quelques-uns ont de l'expérience
et du goût, d'autres sont doués d'une belle voix et la dépensent
généreusement ; très peu nous font un vrai plaisir dépourvu de
malaise et de fatigue.

« La voix, pour un chanteur, est une qualité, mais ce n'est pas
la seule et j'oserai dire que ce n'est pas la première, quoi qu'en
pense un public de badauds. Modeste, affaiblie par l'âge, mais
maniée avec art, elle nous laisse des impressions charmantes.

« L'éducation de la voix, bien conduite, ne serait pas longue;
certains jugent à propos de l'abréger encore ou de la supprimer.
Suivez quelques professeurs, ils ont des principes sur les nuances,
l'accent dramatique, l'interprétation, mais non sur la technique
de leur art. Ils enseignent à chanter avec grâce, voire même avec
habileté, mais point à émettre des sons agréables. Si par hasard
l'émission de la voix les occupe, tout leur système consiste à
faire chanter de plus en plus fort pour atteindre les notes
extrêmes. Des procédés artificiels, des contorsions, des trucs,
telle est leur physiologie ».

Enfin, tout dernièrement, voici comment le docteur Bonnier[2]
s'exprimait à ce sujet : « On ne sait plus en général cultiver les
voix. Et non seulement on ne sait plus les développer, mais il
semble qu'on ne sache plus même les conserver, car il s'en perd
chaque jour, plus qu'il ne s'en forme. Les qualités les plus naturelles de la voix, celles auxquelles il serait si facile de ne pas
toucher, sont annihilées par l'enseignement avec une réelle féro-
cité. Tout le monde ne peut savoir cultiver et entraîner une voix
de qualité, mais garder aux moindres voix leurs quelques caractères de validité, est-ce réellement si difficile ?

« Une voix bien placée et surtout bien sortie, outre qu'elle
remplit mieux toutes les exigences lyriques et scéniques, est
aussi la plus naturelle, la plus sûre, la plus solide des voix.
Or de telles voix sont rares. J'en connais quelques-unes sur nos

1. RICHELOT. Supplément illustré de l'émission de la voix chantée de Jules
Lefort, 1895.
2. BONNIER. La culture de la voix, 1904.

scènes parisiennes, une seule au Conservatoire ; nos scènes
lyriques en sont presque totalement dépourvues.. Un bon
nombre d'élèves qui quittent le Conservatoire n'auraient plus assez
de voix pour y rentrer. C'est que les professeurs de chant, là
et ailleurs, font appel, pour former et pour corriger les voix,
aux procédés les plus antiphysiologiques, les plus absurdes,
s'autorisent d'une théorie incohérente par elle-même ou mal
interprétée. Bien des maîtres ne connaissent qu'une façon de
chanter, la leur, dont ils ont été souvent les premières victimes.
Il faut que tous y passent. On retrouve, pendant quelque temps,
les défauts du maître dans la voix de l'élève, puis on ne retrouve
plus ni la voix, ni l'élève ; mais le maître est toujours là ! »

Et cependant l'émission vocale peut-être basée sur des notions
physiologiques très simples qui, appliquées avec méthode,
doivent nécessairement donner d'heureux résultats. Une voix
bien conduite se développe toujours en ampleur et en étendue.
L'étude, loin de la fatiguer, doit au contraire la fortifier de jour
en jour, tout en lui donnant plus de souplesse et de puissance.
On peut donc affirmer que toutes les fois qu'une voix se trouve
ébranlée ou diminuée par des exercices vocaux, c'est que ces
exercices ne sont pas conformes au fonctionnement normal de
l'appareil phonateur et que l'enseignement est donné d'une façon
défectueuse.

Nous avons vu, au chapitre précédent, comment le son se
formait au larynx, nous proposons d'examiner ici comment il se
transforme en voix à l'aide des organes de l'articulation. Pour
plus de clarté, nous diviserons ce chapitre en deux parties distinctes : la première sera consacrée à l'analyse théorique des
articulations : voyelles et consonnes ; la deuxième à l'application
pratique de ces articulations dans le chant.

A. **Analyse théorique de l'articulation.** — « Les organes de
l'articulation, dit M. Zünd-Burguet [1], sont au nombre de trois :
1° le voile du palais ; 2° la langue ; 3° les lèvres.

« Le voile du palais comprend le palais mou, les piliers postérieurs et antérieurs du pharynx et de la luette.

« La langue est un muscle épais, d'une forme spéciale, reposant
sur le plancher de la bouche et dont la partie postérieure est
reliée à l'épiglotte et au larynx. Les parties latérales antérieure
et postérieure de la langue étant entièrement libres, celle-ci
peut prendre des positions très variées et modifier ainsi de
maintes façons la forme de la cavité buccale.

1. A. Zünd-Burguet. Les organes de la parole, 1905.

« Les lèvres jouent également un rôle assez important dans la phonation, grâce aux différentes positions qu'elles sont capables de prendre ».

Nous allons, comme toujours, essayer de faire connaître l'opinion des auteurs en commençant par Jules Lefort[1] qui avait longuement étudié la question du mécanisme des voyelles et des consonnes, en comprenant toute l'importance pour l'enseignement du chant.

Voyelles. — Il les divisait en trois groupes au sujet desquels il donne les explications suivantes :

« *1ᵉʳ groupe.* — Le principe général de la formation des sonorités de ce groupe réside dans l'avancement très marqué des lèvres. Cet avancement a pour effet d'agrandir la capacité de la bouche, ce qui donne au son plus de rondeur. Il comprend *ou*, *u*, *eu*, *ô* long, *o* bref, *e* sans accent, *â* long.

« *Ou.* Avancez sensiblement les lèvres comme pour l'action de siffler et dirigez le son vocal vers la petite ouverture laissée au centre. La langue s'est soulevée vers la voûte du palais, la pointe s'est légèrement reculée : cette sonorité est la seule qui exige le retrait de la langue.

« *U.* Même disposition des lèvres, seulement la langue s'élève légèrement, et la pointe vient s'appuyer fortement sur la partie interne des dents inférieures.

« *Eu* long. Abaissez la mâchoire inférieure et par conséquent aussi la langue. La capacité intérieure se trouvera ainsi augmentée. Les lèvres doivent conserver la même forme que pour les voyelles précédentes, l'ouverture en étant très peu agrandie.

« *O* long. Abaissez un peu la mâchoire inférieure. La capacité intérieure de la bouche s'augmentera naturellement encore et les lèvres, conservant la même forme que pour *ou*, *u*, *eu*, ne subiront qu'un très léger changement dans leur ouverture, qui doit être aussi petite que possible, sans toutefois nuire à la sonorité.

« *O* bref. Abaissez encore la mâchoire inférieure, agrandissez ainsi l'orifice des lèvres en leur laissant la forme ronde. La langue suivra naturellement le mouvement d'abaissement.

« *E* sans accent ou *eu* bref. Augmentez encore l'ouverture des lèvres et laissez la langue dans la même position que pour les voyelles précédentes. Cette voyelle doit toujours, sans aucune exception, avoir la même sonorité que *eu* dans le mot *fleuve*. Il existe encore un son qui peut former une seizième voyelle, c'est l'*e*

1. J. Lefort, *loc. cit.*

féminin qui termine les mots féminins finissant au masculin par une voyelle : *aimé, aimée, chéri, chérie* ; c'est un adoucissement à la terminaison. Quelle douceur ne donne-t-il pas à la sonorité ! quelle tendresse à l'expression.

« *A* long. Donnez à la bouche son maximum d'ouverture. La langue, qui a suivi les divers mouvements de la mâchoire inférieure, se trouve à l'état normal abaissée sans contraction. Le son vient résonner alors dans l'appareil buccal, amené à sa plus grande capacité, ce qui lui donne toute sa plénitude....

« *2ème groupe*. — Principe général des sonorités de ce groupe : on les produit en retirant les lèvres en arrière.

« *I, Y*. Soulevez le centre de la langue vers la voûte du palais, entr'ouvrez les lèvres en les retirant même un peu en arrière. Veillez à ce que ce soulèvement de la langue ne soit pas trop prononcé, car il ôterait à l'*i* sa sonorité qui doit être aussi éclatante et aussi ronde que possible, en évitant la contraction, qui lui donnerait un son maigre et étranglé.

« *E* fermé et *aï, ez*. Laissez la langue dans la même position et abaissez la mâchoire inférieure.

« *E* ouvert, *ai, ais, ait, est, ès, et*. Augmentez l'ouverture des lèvres en abaissant encore la mâchoire inférieure. La langue s'abaisse naturellement mais sa base reste soulevée vers le palais, comme pour les voyelles qui précèdent.

« *A* bref. Abaissez entièrement la mâchoire. Laissez la base de la langue soulevée vers le voile du palais. C'est cette forme de la langue ainsi que le retrait des lèvres qui donnent aux voyelles de ce groupe leur caractère ; la pointe reste fortement appuyée sur les dents. Le son doit être, comme pour l'*è* ouvert, aussi clair que possible sans jamais devenir dur ; c'est ce qu'on appellerait la voix blanche.

« *3ème groupe*. — Principe général des voyelles de ce groupe : on dirige les vibrations vers les fosses nasales : *on, un, an, in*. Ces voyelles ont une sonorité particulière ; on les appelle nasales par suite de l'abaissement du voile du palais.

« Il faut se rappeler qu'elles diffèrent des autres en ce que leurs vibrations, au lieu de se produire à la place indiquée pour les sons en général, c'est-à-dire à la partie courbe du palais qui avoisine les dents supérieures, ont lieu sur celle qui touche les fosses nasales par suite de l'abaissement du voile du palais.

« La langue et les lèvres gardent pour former *on, un, an, in*, la position qu'elles avaient pour produire *o, u, a, i*.

« *On* est simplement l'*o* nasal. Les lèvres prennent la même forme que pour celui-ci. La mâchoire inférieure s'abaisse légèrement afin d'augmenter la capacité de la bouche. Ensuite, par des agrandissements successifs et en laissant la langue dans la même position, on passe à *un*, puis à *an* et l'on arrive enfin à *in* qui, de toutes les nasales, nécessite la plus grande ouverture.

« Nous ne parlerons pas des diphtongues qui ont réellement une double sonorité comme *oi* et *ui*. Elles sont formées chacune de deux voyelles distinctes *ou-a* et *u-i*, dont la prononciation a été indiquée ».

Malgré notre crainte de lasser le lecteur, nous sommes obligés de continuer les explications précédentes en analysant le mécanisme des consonnes. Nous nous efforcerons cependant de résumer un peu ce qu'en dit l'auteur, tout en essayant de faire connaître très complètement sa pensée.

« L'articulation ou formation de la consonne résulte du degré de pression qu'exercent l'une sur l'autre deux différentes parties de l'appareil buccal; de la force plus ou moins grande de compression de la colonne d'air dans la bouche et de la détente produite par la séparation des deux agents qui concourent à leur formation. Ces agents sont, pour les *labiales*, les lèvres ; pour les *denti-labiales*, les dents supérieures et la lèvre inférieure ; pour les *palato-linguales*, le palais et la langue. Les consonnes de ces trois groupes sont ou à détente simple ou vibrantes, ou sifflantes.

« La consonne *vibrante* résulte des vibrations que la colonne d'air imprime, soit à la lèvre inférieure, s'appuyant sur les dents supérieures dans la denti-labiale *v*; soit à l'extrémité de la langue s'appuyant sur le palais dans les palato-linguales *z*, *g* doux, *j*, *r*.

« La *sifflante* est produite par le passage de la colonne d'air à travers l'étroit espace laissé libre entre la lèvre inférieure et les incisives supérieures pour la denti-labiale *f*, et entre la langue et le palais pour les palato-linguales *c* doux, *s*, *ch*.

« Les *labiales* sont *m*, *b*, *p*.

« *M*. Lorsque les lèvres sont fermées naturellement, sans effort, leur brusque écartement produit cette consonne. Avant la détente qui la détermine, la colonne d'air, ne pouvant pas franchir les lèvres, trouve une issue par les conduits du nez. Comme il n'y a pas de compression, le larynx fait entendre ses vibrations.

« *B*. Les lèvres s'appuient un peu plus fortement l'une sur l'autre. A l'intérieur de la bouche, la compression de l'air est assez grande pour arrêter presque instantanément les vibrations du larynx. La détente est un peu plus accentuée.

« *P*. La pression des lèvres l'une sur l'autre est aussi forte que possible ; les vibrations sont complètement supprimées, la compression est complète et la détente tout à fait énergique.

« Les *denti-labiales* sont *v*, *f*, *ph*.

« *V* est formé par la vibration produite par le passage de la colonne d'air entre la lèvre inférieure et les dents supérieures rapprochées ; comme il n'y a pas de compression, on entend résonner l'organe vocal.

« *F*, *PH*. Rapprochez, comme pour *v*, la lèvre inférieure des dents supérieures. La colonne d'air sortant librement du larynx sans le faire vibrer, les sons glottiques ne se font pas entendre, et cette colonne d'air, se frayant un passage entre les dents et la lèvre, donne naissance à un sifflement qui n'est autre chose que la consonne *f*.

« Les *palato-linguales* sont *l*, *n*, *d*, *t*, *gn*, *g* dur, *c* dur, *k*, *q*.

« *L*. Appuyez l'extrémité de la langue sur les alvéoles des incisives de la mâchoire supérieure. L'air trouvant un passage de chaque côté de la langue, il n'y a pas de compression et le larynx fait entendre des vibrations. La détente détermine cette première palato-linguale.

« *N*. Appuyez une partie plus grande de l'extrémité de la langue contre le palais, de manière à empêcher la sortie de l'air qui cherchera son issue par le nez. Les lèvres restent ouvertes et les vibrations glottiques se font entendre jusqu'à ce que la détente vienne former *n*. Cette direction forcée de la colonne d'air par le nez fait donner à *m*, *n*, *gn* le nom de consonnes nasales.

« *D*. La pression de la langue contre le palais est plus forte et a lieu sur une plus grande surface. Les conduits nasaux se ferment sous la force de la compression de la colonne d'air, compression qui arrête presque instantanément les vibrations du larynx. La détente détermine la consonne.

« *T*. Pression plus forte encore que la précédente et compression complète. Les vibrations glottiques ne se font plus entendre. Détente énergique.

« *Gn*. Nous devons placer ici, en suivant l'ordre de la pression de la langue sur le palais, la double consonne *gn* qui, ne demandant qu'un seul mouvement pour se produire, devrait être représentée par un seul signe ; *gn* avant son articulation laisse percevoir les vibrations du larynx comme *n*. Appuyez le centre de la langue contre la voûte palatine, puis opérez la détente.

« *G* dur, *C* dur, *K*, *Q* s'obtiennent en soulevant la base de la langue, en l'appuyant sur le palais et en l'abaissant brusquement.

Les vibrations du larynx se font entendre pendant quelques instants pour le *g* dur. Nous l'avons conséquemment mise la première de ces quatre palato-linguales comme la plus faible du groupe, la compression n'étant pas aussi complète que dans les suivantes.

« Pour les trois dernières, la compression de la colonne d'air empêche la production des vibrations glottiques et une détente énergique vient, en abaissant la langue, former ces trois consonnes qui ont la même prononciation.

Les *palato-sifflantes linguales* sont les suivantes :

« *C* doux, *S* résultant d'une pression légère de la moitié antérieure de la langue contre le palais. L'air en passant entre ces deux agents produit un sifflement que la détente fait cesser.

« *CH*. Même observation que pour *gn* ; il devrait s'écrire avec un seul caractère. Cette double consonne est le produit d'un sifflement moins aigu, mais réel. L'extrémité et les bords latéraux de la langue se rapprochent du palais et forment au centre une cavité que l'air traverse, ce qui donne au sifflement une sonorité plus large. Les lèvres s'avancent fortement.

« *X* se compose de deux mouvements : 1° appui de la base de la langue contre le palais, détente ; 2° soulèvement de la pointe de la langue, sifflement, détente.

« Les palato-linguales vibrantes sont produites par les rapprochements successifs et rapides de l'extrémité de la langue contre la partie du palais qui avoisine les dents. Sous l'influence du passage de l'air, ces rapprochements constituent des vibrations à divers degrés de force.

« *Z*. Soulevez la pointe de la langue vers le palais. Mettez en vibration l'organe vocal, l'air, trouvant un léger obstacle à son issue, fera vibrer légèrement la langue et donnera naissance à la vibrante.

« *J*, *G* doux. La différence entre ces deux consonnes et la précédente est absolument la même que celle qui existe entre *s* et *ch*, les bords de la langue se rapprochent du palais, de façon à former une cavité au centre. Seulement au lieu d'un sifflement, c'est une vibration que l'air imprime à l'extrémité de la langue.

« *R*. La plus forte des palato-linguales vibrantes est le résultat des vibrations que la colonne d'air communique à la langue soulevée sans contractions contre le palais. Ces vibrations doivent toujours être produites par la pointe de la langue et jamais par la partie qui avoisine le larynx ».

M. Lefort ne considère la lettre *h* que « comme un signe modificateur qui change la prononciation de la sifflante *c* doux et de la labiale *p*, pour en faire *ch* et *ph*. Cette lettre manque entièrement du mouvement qui est le signe caractéristique des consonnes ».

M. de Martini [1] donne également de longues explications au sujet de l'articulation. Nous en extrayons les passages suivants :

« Nous considérons comme voyelles, dans le chant, toute lettre ou tout assemblage de lettres qui peut être prononcé sans le secours de la langue, des dents ou des lèvres. Nous en trouvons dix-sept dans la langue française. Les voyelles ont ceci de particulier et d'extrêmement important à considérer qu'elles doivent être prononcées dans l'intérieur du tuyau vocal, en pleine poitrine, même pour les sons de tête.

« Si les consonnes ont un mécanisme extérieur et ne communiquent en rien avec la voyelle dont elles ne font que retarder ou interrompre l'émission, les voyelles, au contraire, sont indispensables au son vocal, font corps avec lui et ne peuvent s'en séparer.

« Pour arriver à bien émettre les voyelles, il faut qu'elles soient formées dans le pharynx de telle manière qu'il semble au chanteur que c'est la poitrine qui les prononce.

« L'ouverture de la bouche, l'allongement, le rétrécissement des lèvres, provoquent dans le pharynx des changements de forme et de largeur qui sont nécessaires aux diverses voyelles, mais la plupart de ces changements peuvent être effectués par le pharynx lui-même, sans le secours d'aucun autre organe. Ainsi on peut passer de l'*é* sur l'*i* sans remuer les lèvres, par la seule contraction de la base de la langue.

A blanc, c'est-à-dire clair, se forme en ouvrant la bouche en travers, la langue reste naturellement en repos sur la mâchoire inférieure, plutôt légèrement retirée en arrière qu'avancée sur les dents. Cette voyelle, sur laquelle s'exercent la plupart des chanteurs pour ne pas dire tous, est assez difficile à prononcer d'une façon normale. Le vrai moyen d'y arriver, c'est de dégager si bien le fond du gosier que la voyelle aille sonner sous le larynx dans la poitrine, le pharynx étant aussi ouvert que possible dans tous les sens. Tant que l'on sent la voyelle racler plus ou moins sur la gorge, le son n'est pas encore en place ; aussitôt que l'on sent le larynx seul se contracter et le son vibrer au-dessous avec fixité, on peut être certain que la voyelle est posée.

« *A* sombre, surmonté de l'accent circonflexe, se prononce

---

1. A. DE MARTINI, *loc. cit.*

en ouvrant la bouche en long, sans excès et en allongeant les lèvres, un peu en avant pour les sons légers. Pour les sons de grande intensité, la concentration du son à l'intérieur, portée au plus haut degré, permet d'ouvrir très peu la bouche et de laisser les lèvres mortes en dirigeant le son vers la voûte palatine.

« Beaucoup de sujets ne peuvent absolument pas atteindre les sons les plus élevés de leur voix en sombrant, parce que la voix sombrée rétrécit le tuyau vocal, notamment le pharynx ; lorsque l'on a le cou étroit, la voix se bouche littéralement vers l'extrémité supérieure du registre élevé. Mais souvent, après avoir dilaté extraordinairement la gorge pour sortir les sons élevés en couleur claire, tout ouverts, on arrive à les donner sombrés, lorsque cette dilatation finit par devenir habituelle et que le cou est en réalité plus large à l'intérieur.

« Dans tous les cas, que l'on se serve des sons clairs ou sombrés, la rondeur ne doit pas provenir de la prononciation, mais de la concentration du son dans la poitrine. Le son le plus clair et le plus aigu sera rond, s'il est appuyé sur la poitrine en douceur ou en force, peu importe.

« E fermé, surmonté de l'accent aigu, se prononce en ouvrant peu la bouche, les lèvres étant un peu allongées dans le sens latéral. Impossible de chanter cette voyelle sans se fatiguer la gorge, si la poitrine n'est pas l'unique force et le larynx l'unique résistance. Elle est très favorable aux voix molles dont elle resserre les cordes vocales. Elle ouvre le pharynx moins que la voyelle a. Le son doit par conséquent être bien fixé sous la glotte, pour éviter une trop grande dépense d'air qui augmenterait à l'excès les vibrations laryngiennes.

« E ouvert, surmonté de l'accent grave, est favorable à beaucoup de voix, disent les uns, défavorable disent les autres. Il est, dans tous les cas, excessivement difficile aux chanteurs inexpérimentés dont les organes ne sont encore ni élastiques, ni développés.

« La bouche étant ouverte, assez grande dans tous les sens, comme pour a clair, il suffit de rétrécir un peu la langue ; pour dire è, le pharynx est un peu moins large que pour a clair, un peu plus que pour é fermé.

« Même observation que pour les autres voyelles quant à la pose en poitrine dont nous ne reparlerons pas pour les suivantes. Il est entendu que toute voyelle doit être tenue au-dessous de la glotte, comme si on voulait l'empêcher de sortir, si on veut éviter les vibrations excessives du larynx et les fatigues qui s'en suivraient. Cela demande une grande fermeté dans la tenue du

son, il semble que cela doit fatiguer davantage et c'est précisément le contraire qui arrive.

« *E* très peu différent de l'*è* ouvert, surmonté de l'accent circonflexe, est un peu moins ouvert et plus allongé. Toute syllabe
contenant *ê* sera une longue tandis que *e* ouvert dans le corps
d'un mot suivi de deux consonnes comme je *dresse*, j'*appelle*,
formera une brève. *E* ouvert avec l'accent grave forme une
longue comme dans *prière*, j'*espère*, mais il est toujours un peu
plus ouvert que l'*é*.

« *E* muet, très difficile à réussir et à rendre naturel. Il faut
éviter autant de le ramener à la couleur de *a* que de le pincer
comme *eu*, en fermant trop le coin des lèvres. On doit faire toucher un tiers des lèvres de chaque côté et laisser un tiers
entr'ouvert au milieu, sans la moindre raideur, la force devant
être tout entière dans la tenue du son à la glotte et à la poitrine.
Du reste, le son donné sur un *e* muet devra toujours être un peu
plus doux que sur la syllabe qui précède. Le pharynx est ouvert
comme pour *é* fermé. Les lèvres, en se rapprochant par les
côtés, suffisent pour déterminer l'*e* muet.

« On remarquera que l'*e* muet n'est pas muet du tout dans le
chant. Il n'est qu'adouci, mais il s'articule aussi nettement que
tout autre voyelle.

Eu, *œu* ouverts. Cette diphtongue a deux degrés d'ouverture
suivant les mots. Ainsi, dans les mots finissant par *eur* elle est
ouverte, comme dans *bonheur*, *acteur*, tandis que dans le corps
des autres mots ou dans les mots finissant par *eux*, elle est
fermée.

Eu, *œu* ouverts se prononcent en allongeant un peu les lèvres
et en les arrondissant, mais sans fermer les coins des lèvres. Le
pharynx a une ouverture moyenne. *Eu*, *œu* fermés se prononcent
avec les lèvres moins ouvertes que dans *eu*, *œu* ouverts et les
coins des lèvres sont légèrement serrés.

« *I*, *Y*, la voyelle la plus étroite. Il faut éviter de trop remonter la langue vers la voûte palatine sous peine de boucher la
voyelle et de l'étrangler. Il faut au contraire abaisser la base de
la langue pour avoir le pharynx le moins étroit possible, et arriver, comme pour les autres voyelles, à le tenir dans la poitrine,
bien fixé sous la glotte.

« Nous ajouterons que lorsque la voyelle *i* est posée en poitrine, on sent comme un long tuyau vibrant qui occupe la ligne
médiane depuis la base des côtes jusqu'au sommet des fosses
nasales, entre les yeux. Ce tuyau n'est pas large, il semble qu'à
peine on pourrait y introduire une tige de la grosseur d'un

crayon ordinaire ou d'un porte-plume. On sent en outre au larynx
un pincement d'autant plus léger et plus net que le tuyau est
plus libre dans toute sa longueur. Aussitôt que des contractions
nerveuses bouchent la base de ce tuyau, le larynx se resserre
au point de contracter le pharynx et de produire même l'étran-
glement, les couacs et de provoquer le larmoiement. Il faut tenir
le cou et la bouche de façon à maintenir cette voyelle dans la
poitrine sans pousser ni serrer.

« *O* ouvert clair, bref, se prononce à peu près comme *a* sombré,
mais avec l'entrée du pharynx et le fond de la bouche un peu
moins évasés. Les lèvres sont un peu moins arrondies et un peu
plus souriantes.

« *O* sombré se prononce avec l'entrée du pharynx et le fond de
la bouche encore moins évasés que dans *a* sombré; les lèvres
sont plus arrondies que dans *a* sombré et *o* clair : elles sont un
peu allongées en avant.

« *U*. Les lèvres, fermées sur les coins, sont ouvertes au milieu
seulement, un peu allongées et forment l'extrémité d'un tuyau
qui semble venir du fond de la poitrine. Mais ce tuyau est un peu
plus large que celui de *i*.

« *In*, *en* sont très rapprochés de la forme de *a*. La bouche, pour
prononcer *en*, s'ouvre un peu plus et la langue est un peu moins en
arrière, tandis que le son est dirigé vers la voûte palatine. Cependant le son ne doit pas être nasal parce que non seulement ce
serait désagréable, mais cela serait l'indice d'une fermeture de
l'arrière-gorge. Un son nasal n'est produit qu'avec la gorge bouchée; aussitôt qu'elle s'ouvre, la voix, même butant contre la
voûte palatine, cesse d'être nasale.

Am, *an*, *em*, *en*. La bouche est ouverte un peu plus haute en
bas que pour *in*. Même observation pour le son nasal.

« *On*, *om*. La bouche s'arrondit, et, tout en conservant la
gorge bien ouverte en arrière, toute la partie buccale du tuyau
se trouve moins large. Même observation pour le son nasal.

« *Un*, *um*. Les lèvres se rétrécissent et se ferment un peu sur
les coins, sous peine de tourner sur *in*, ce qu'il faut éviter à tout
prix.

« *Ou*, la plus sourde de toutes les diphtongues. Les chanteurs
ne se gênent pas assez et disent *toujors* au lieu de *toujours*,
amor au lieu d'*amour*, pour éviter que la voyelle ne soit pas
assez timbrée. Il est vrai que l'on ne peut pas fermer cette diphtongue en chantant autant qu'en parlant, mais en l'ouvrant légèrement, si le son est prononcé dans la poitrine, on obtient fort
bien le *ou*.

« En résumé, il faut éviter autant, sous prétexte de ne pas chanter de la gorge, de rendre la voix hésitante, sans fixité ni justesse et sans éclat, faute d'arrêter les cordes vocales, que de serrer le larynx au point de le fatiguer, ce qui amène le chevrotement, les sons tout aussi faux, et finalement la perte de la voix...

« Que le chanteur n'oublie pas qu'il ne chante que sur les voyelles, que le son soit soutenu par un équilibre aussi parfait que possible entre la résonance de la poitrine et la résistance des cordes vocales. Que cet équilibre soit formé et maintenu par la manière de prononcer la voix dans l'intérieur du tuyau vocal et pour ainsi dire au-dessous de la glotte, en empêchant absolument toute poussée au dehors, qui perdrait la concentration et la fixité, et vous aurez déjà la voix posée et solide. Il n'y aura plus qu'à trouver moyen de produire des finesses, des nuances, des oppositions du fort au doux, et à prononcer les consonnes d'une manière correcte et indépendante.

« *Articulation des consonnes.* — Le but principal à obtenir et le plus difficile est que chaque consonne soit articulée aux lèvres, aux dents, au bout de la langue avec une telle indépendance de l'arrière-bouche et du gosier qu'on soit certain que chaque articulation se produit par le moindre mouvement des muscles du fond de la bouche et de la gorge, notamment de l'isthme du gosier, des amygdales.

« On sait qu'au moment d'émettre un son, les amygdales ont une invincible tendance à se rapprocher, et l'isthme du gosier, qui peut être large comme une pièce de un ou deux francs, devient étroit jusqu'à se fermer absolument.

« Il serait très mauvais qu'au moment où l'on prépare l'articulation d'une consonne, l'isthme du gosier se trouve fermé. En effet, au moment où la détente de la consonne se produit, l'air, concentré par avance pour l'émission de la voyelle, se trouverait gêné pour sa sortie et l'on serait forcé de faire un double mouvement, c'est-à-dire de rouvrir la gorge au moment où la consonne vient d'être prononcée. Ce serait sinon impossible, du moins fort difficile, dangereux pour les *couacs*, en tout cas inutile.

« Pour se rendre compte d'une bonne articulation, il faut remarquer que les consonnes se forment au moyen de trois touches : 1° touche labiale ; 2° touche linguale antérieure ; 3° touche linguale postérieure.

« La touche labiale doit se produire autant que possible au milieu des lèvres, de façon à laisser les coins fermés pour les sons peu volumineux et à faire sonner fortement les consonnes précédant des sons puissants.

« La touche linguale antérieure se fait par la pointe de la langue venant effleurer ou frapper les dents supérieures. Nous supprimons l'expression *dentale*, parce que les dents étant immobiles, ne sont que passives dans la formation des consonnes auxquelles elles sont utiles, nous pouvons dire nécessaires.

« La touche linguale postérieure, la plus difficile à rendre indépendante de l'arrière-bouche à laquelle elle confine, se produit par un redressement du milieu de la langue vers la voûte palatine. On comprend combien il est difficile que le troisième tiers en arrière de la langue soit assez abaissé pendant que le milieu est arqué pour que l'isthme du gosier se maintienne ouvert et que la voyelle qui doit suivre ait une entière liberté d'émission. Cependant, avec beaucoup de travail et d'observation dans le travail, on y arrive absolument.

« Les consonnes peuvent se diviser en six classes dont chacune repose sur une ou plusieurs touches,

1re classe : *bourdonnantes* : v. *w*, *j*, *g*, *ch*, *f*.
2e — *sifflantes* : *s*, *z*, *c*, *x*.
3e — *explosives* : *b*, *d*, *g*, *p*, *t*, *q*.
4e — *mugissantes* : *m*, *n*.
5e — *suzurrantes* : *l*, *l*.
6e — *tremblantes* : *r*, *r*.

« Les bourdonnantes sur la touche labiale sont *w*, *v*, *f*. Les deux premières sont molles, la troisième est dure. Quant à *j*, *g*, *ch*, elles sont sur la touche linguale postérieure; les deux premières sont molles, la troisième dure.

« Les sifflantes sur la touche linguale antérieure sont *s*, *z*, *c*, *s*, dont deux molles et deux dures ; sur la touche labiale postérieure, on trouve *x* qui est dure.

« Les explosives sur la touche labiale sont *b* et *p* ; la première est molle, la deuxième dure. Sur la touche linguale antérieure, on trouve *d* et *t*, dont la première est molle, la deuxième dure. Sur la touche linguale postérieure, on trouve *g* et *v*, dont la première est molle, la deuxième dure (*g* est pris ici comme dans *anguille*, *gué*, etc.).

« Les mugissantes : une sur la touche labiale *m* et une sur la touche linguale antérieure *n*.

« La zuzurante *l* est sur la touche linguale antérieure.

« Les tremblantes : une, *r*, sur la touche linguale antérieure, qu'on appelle *vibrée*, une sur la touche linguale postérieure, l'*r* dite *grasseyée*.

« Les consonnes *m* et *n* ne sont pas appelées *nasales*, attendu que nous avons déjà dit qu'un son ne devient nasal que lorsque la gorge se bouche et, par conséquent, admettre que les consonnes puissent être prononcées avec le plus léger nasillement serait non seulement contraire au bon goût, mais encore en contradiction avec notre principe fondamental : *ne pas chanter de la gorge*, qui a pour conséquence l'articulation des consonnes indépendante de l'arrière-bouche.

« D'après ce qui vient d'être dit, il faut bien retenir que pour bien prononcer les consonnes, il faut les placer exactement à la touche indiquée pour chacune d'elles et prolonger l'arrêt du courant d'air suivant la force que l'on voudra donner à la détente. En effet, chaque consonne arrête momentanément le son au point d'empêcher de lier les sons si l'on y met quelque excès.

« Il nous reste à faire quelques remarques :

« Le *b* (explosive molle) comporte lui-même plusieurs forces : ainsi dans le mot *battre*, il serait plus dur que dans le mot *baiser*. On le durcit en rentrant les lèvres en dedans, de façon à les joindre jusqu'aux extrémités des muqueuses. Toute la partie rosée des lèvres est alors cachée pendant la préparation du *b*. Si, au contraire, on le prononce plus en arrière des bords des lèvres, il devient plus doux jusqu'à la mollesse et l'explosion est absolument atténuée.

« Le *p* (explosive dure) se prononce en rentrant les lèvres comme pour *b* dur, mais en produisant, après une plus longue et plus grande accumulation d'air pendant que les lèvres sont closes, une explosion plus vigoureuse.

« Les explosives linguales *d* et *t* ont les mêmes différences que *b* et *p*, quant à la force d'articulation. Seulement c'est la pointe de la langue, collée aux dents supérieures, qui arrête l'air avec plus ou moins de force. Certains théoriciens disent que pour *d* la voix sonne, tandis que pour *t* elle ne sonne pas, ce dernier n'étant intelligible que par le son suivant. Nous ne voyons pas, quant à nous, l'impossibilité de prononcer le *d* sans faire sonner la voix, pas plus que de prononcer *t* en la faisant sonner Nous sommes du même avis pour le *b* et le *p*, à propos desquels nous trouvons la même remarque dans certains ouvrages.

« Les explosives gutturales *g* et *k* sont les plus gênantes pour le chant. Posées sur la touche linguale postérieure, elles font relever le dos de la langue contre la voûte palatine, et pendant que la langue touche au palais très près de l'entrée de la gorge, l'isthme du gosier se trouve facilement contracté, rétréci, ce qui peut nuire à l'émission de la voyelle qui suit. Nous ne pouvons pas trop recommander l'attention la plus scrupuleuse pour l'étude de ces consonnes, afin que l'entrée du gosier reste libre et les amygdales bien séparées l'une de l'autre pendant l'articulation de ces consonnes. Le *k* surtout, qui est la plus dure sinon la plus forte des consonnes, doit être proféré très franchement mais sans aucune aide de la gorge.

« Le *q* étant exactement semblable au *k*, ainsi que le *c* devant *a*, *o*, *u*, nous ne dirons rien de plus sur ces deux consonnes.

« Quant au *g*, placé à la fin des mots comme dans *long*, *étang*, il est spécieux de dire qu'on doit le faire entendre, en faisant sortir le son par le nez. Non seulement c'est tellement délicat que c'est fort négligeable, mais c'est aussi quelque peu risqué. Pour ne pas tomber dans le gasconnement ou les *s* nasillards, c'est extrêmement difficile. D'autre part cela ne permet pas d'ouvrir le son largement, ce qui est toujours fort avantageux pour les *on*, *in*, *an* qui précèdent généralement le *g* placé à la fin d'un mot.

« La consonne *ch* douce comme dans *chaîne*, *chien*, (appelée chuinchante dans certaines classifications, ce qui n'explique rien) se prononce à la façon du *g*, mais plus prononcé et la langue touche le palais vers son milieu, par conséquent un peu plus en avant que pour le *g*. C'est la prolongation de cette consonne qui permet de la classer parmi les bourdonnantes sifflantes. Elle siffle moins que *s*, mais elle bourdonne moins sourdement que *v* ou *f*. Elle exige la même précaution que *k* et *g* pour l'émission de la voyelle qui suit.

« Le *j* (autre chuinchante) est encore un adoucissement du *ch* doux, — le *ch* dur comme dans *chaos* est assimilable au *k* ou au *q*. Il exige aussi les mêmes précautions que *ch* doux, *g* etc. pour l'émission des voyelles.

« Remarquons en passant la graduation du dur au doux des *c*, *k*, *q*, *c*, *ch* dur, *g*, *gn*, *ch* doux et *j*, *g* devant *e* et *i*.

« En adoucissant encore on trouve le *gn* qui est mouillé mais qui est, en réalité, une explosion gutturale (troisième touche) car on ne peut le prolonger comme une bourdonnante, son articulation a lieu instantanément ; seulement pendant que la langue touchant le palais intercepte le courant d'air, celui-ci peut passer par le nez, ce qui est impossible pour les autres explosives *b*, *p*, *d*, *t*, *g*, *k*. Mais il faut se garder en chantant d'user de cette faculté ; d'abord parce qu'en soufflant de l'air par le nez, on peut nasiller pour peu que la voix sonne, ensuite parce que le plus grand souci du chanteur doit être de ne jamais dépenser une parcelle d'air inutilement.

« Les bourdonnantes *v*, *f*, *w* doivent, pour être bien entendues, être produites par un appui du bord des dents supérieures sur la lèvre inférieure. Suivant que le contact aura lieu plus ou moins en dehors ou en dedans de la lèvre, on aura plus ou moins de netteté et de force surtout pour *f*.

« Les mugissantes *m* et *n* qui sont : la première labiale, la deuxième linguale et quelquefois gutturale, offrent quelques difficultés pour l'émission du son, principalement l'*n*. En effet, beaucoup de personnes prononcent l'*n* comme *gn* parce qu'elles négligent d'appuyer la pointe de la langue sur les dents supérieures avec une certaine force, et la consonne devient gutturale au lieu d'être linguale. Il faut non seulement l'appuyer ainsi sur les dents, mais encore éviter que l'articulation de l'*n* soit accompagnée d'une contraction de la base de la langue, si l'on veut que la voyelle qui suit ne soit pas bouchée : surtout lorsque c'est un *i*.

« L'*m* n'offre quelques inconvénients pour le chant que lorsqu'on lui fait trop remplir son rôle de mugissante et que l'on fait précéder l'explosion labiale, qui en détermine l'effet, d'un certain grognement qui lui vaut cette qualification. Cela produit une contraction du pharynx susceptible de gêner la voyelle qui suit. On peut atténuer et même supprimer le mugissement sans inconvénient pour la diction, afin d'avoir la voix pure.

« L'*n* gutturale est celle qui se retrouve à la fin des mots en *an*, *in*, *on*, que dans le Midi on prononce même *ang*, *ing*, *ong* et quelquefois *angne*, *ingne*, *ongne*. Pour bien prononcer cette *n* finale dans le chant, il faut qu'elle cesse d'être gutturale. En effet, en ouvrant suffisamment ces diphtongues et en maintenant rigoureusement l'ouverture de la bouche jusqu'à la cessation du son, on évitera les résonances désagréables que nous venons de signaler.

« La lettre *l* n'offre aucune difficulté quand elle doit être mouillée comme dans *rouiller*, *batailler* et la plupart des mots où se trouvent deux *l* précédées d'un *i* : il faut, au lieu de n'employer que la pointe de la langue comme pour une *l* simple, prononcer les deux *l* avec le tiers antérieur de la langue un peu élargi et effleurant la voûte palatale. Il faut surtout éviter de dire *moulier* au lieu de *moullier*, ce qui serait une faute assez commune du reste.

« La tremblante *r* est la consonne la plus difficile de l'alphabet pour les personnes qui grasseyent. Cette lettre doit absolument être linguale et non gutturale pour le chant comme pour la déclamation.

« L's qui est très facile pour la plupart des personnes, occasionne cependant pour quelques-unes une blésité produite par la position de la langue trop avancée entre les dents. Pour produire s, il faut que la pointe de la langue s'appuie fixement contre les dents inférieures, tandis que la partie supérieure se recourbe et se rapproche des dents supérieures. Le sifflement est alors produit par le passage de l'air entre le. tranchant des dents supérieures et la langue.

« L's dure, l's douce, le z et le c devant e, i se prononcent dans la même position. On obtient le dur ou le doux en soufflant plus ou moins fort et en serrant la langue contre les dents supérieures. »

MM. Lemaire et Lavoix [1] donnent les explications suivantes :

« De même que nous distinguons dans la voix deux sortes d'éléments : les sons et les articulations, nous devons distinguer deux sortes de lettres : les voyelles pour représenter les sons et les consonnes pour les articulations. On entend par voyelle des lettres employées pour exprimer un son simple qui se forme par la seule ouverture de la bouche et se diversifie par les différentes dispositions du passage de la voix.

« On distingue entre les voyelles simples, composées, nasales.

« A : Pour le former les mâchoires s'écartent afin que l'intérieur de la bouche fournisse au son une capacité suffisante pour lui permettre de se diriger vers l'ouverture de la bouche, dont la forme présente une issue assez vaste à l'air. La langue demeure dans son état naturel : elle se creuse un peu vers le milieu dans toute sa longueur et prend la forme d'une cuillère ; les lèvres demeurent inactives et légèrement appuyées contre les dents.

« Les variantes de cette forme sont : 1° l'a clair produit par un moindre creux dans la bouche et une ouverture plus grande des lèvres qu'on retire en arrière comme dans le rire ; l'a grave ou profond produit au contraire par un grand creux dans la bouche et une ouverture moindre des lèvres que l'on pousse au dehors sans trop découvrir les dents.

« E ouvert. Si de la forme de a on passe à la forme de è, les mâchoires se rapprochent un peu l'une de l'autre ; les lèvres s'étendent dans leur longueur et se tirent de chaque côté par les extrémités vers les oreilles, en sorte que la bouche paraît plus

1. Th. LEMAIRE et H. LAVOIX, loc. cit.

fendue ; le visage est souriant. La langue, conservant la forme de cuillère qu'elle a prise dans *a*, se porte un peu plus en avant et se creuse davantage de manière à former une espèce de canal ; la pointe de la langue porte néanmoins toujours contre les dents inférieures, sur lesquelles ses bords viennent s'appuyer des deux côtés. Le son ne se dirige plus droit vers l'ouverture de la bouche, mais vers le palais.

« *E* fermé. En passant de *è* ouvert à *é* fermé, les mâchoires se rapprochent encore davantage : la langue s'élance un peu plus en avant, sa pointe demeurant toujours fixe et pourtant contre les dents inférieures ; les lèvres s'allongent, se tendent et se rapprochent par conséquent dans leur longueur encore un peu plus l'une de l'autre, en se tirant vers les oreilles, en sorte que l'image du sourire en devienne plus marquée, plus accentuée.

« *I* ne diffère de l'*é* fermé qu'en ce que les bords de la langue viennent s'appuyer plus fortement contre le palais et que la pointe de la langue elle-même semble porter plus fortement contre les. dents inférieures pour resserrer encore plus le passage de l'air.

« *O* a le son moins éclatant que *a*, *è*, *é*, mais il a quelque chose de plus sonore, de plus résonnant, de plus plein que l'*é* fermé. Ici les mâchoires s'écartent l'une de l'autre, les lèvres se portent en avant et se raccourcissent par suite du rapprochement de leurs extrémités ; la langue se porte en arrière et se canalise de plus en plus.

« Les diverses espèces d'*o* que la bouche peut exprimer, depuis l'*o* le plus clair jusqu'à l'*o* le plus grave, dépendent des modifications que l'on apporte à la position de la langue, à l'écartement des mâchoires, et au rapprochement des extrémités labiales.

« *E* muet. Les mâchoires se rapprochent l'une de l'autre ; la langue se porte en avant, comme dans *é* ; les lèvres se raccourcissent comme dans *o* en se portant légèrement en avant. Cette disposition des organes donne une sorte de son moyen entre l'*e* et l'*o* qui tient beaucoup plus de la nature des *e* que celle des *o* et qui est le véritable *e* muet.

« Si on accentue un peu plus cette position des organes, on obtient le son ou la voyelle composée *eu*.

« *U*. La langue vient s'interposer au passage de l'air en se rapprochant du palais et en le touchant légèrement ; les lèvres plus rapprochées se portent encore plus en avant que pour *eu*.

« *Ou*. Les lèvres encore plus avancées et plus fermées de chaque côté de la bouche que pour *u* ; la langue creusée dans toute sa longueur. La partie gutturale semble être disposée de cette manière : la glotte très ouverte et le larynx abaissé pour diriger l'air contre le milieu du palais.

« *An*. Les organes sont disposés comme pour *â* avec cette différence que pour produire ce son à la manière ordinaire, on donne un coup de gosier pour fermer la glotte en même temps aussi un peu plus la bouche, et on refoule la base de la langue vers le palais, afin de resserrer le passage de l'air et de le forcer encore mieux à passer par le nez.

« *In*. Les organes sont disposés comme pour *i*, mais la langue n'appuie pas aussi fortement au palais. Malgré cela une grande partie de l'air passe par le nez, ce qui provient de ce que la glotte se trouve plus ouverte que pour *i*, comme aussi de ce qu'une grande quantité d'air est poussée à la fois : du reste même coup de gosier que pour les voyelles fermées et pour la nasale *an*.

« *On*. Les organes sont disposés comme pour *ô*. Avec un coup de gosier comme aux précédentes voyelles, on ne produirait que *o* fermé ; mais pour faire passer l'air par le nez et produire le son *on*, il faut remarquer qu'au moment où l'air est chassé des poumons, il vient d'abord frapper au palais, que de là il est renvoyé au fond de la bouche et ainsi contraint de remonter en partie par le nez. Ce renvoi de l'air qui ressemble à une aspiration, sert aussi à former toutes les nasales ; mais il est plus sensible sur la nasale *on*.

« *Un* : Les organes sont disposés comme pour *u* : la différence consiste à former un plus grand creux dans la bouche, à pousser une plus grande quantité d'air à la fois, à tenir la glotte plus ouverte et, toujours avec le coup de gosier, à obliger une bonne partie de l'air à passer par le nez.

« *Consonnes*. — On les distingue en labiales, linguales, palatines, dentales, sifflantes, nasales, gutturales.

« Les labiales sont *b*, *p*, *m*, *f*, *v*. Cependant les deux dernières ne sont pas de la même nature que les trois autres ; elles en diffèrent en ce qu'elles n'exigent pas un contact parfait de la part des lèvres. Les articulations de *b*, *p*, *m*, se forment sur le bord des lèvres dont la réunion les annonce à la vue avant même qu'elles parviennent à l'oreille.

« Le *b* occupe le premier rang parmi les consonnes. Son articulation faisant nécessairement agir les lèvres, ce caractère donne beaucoup d'énergie à quelques mots de notre langue.

« Le *p* a beaucoup d'affinité avec le *b* et le même organe sert à les proférer, mais son action varie : si la disposition en est la même, chaque partie néanmoins ne coopère pas également : la lèvre supérieure a plus de part à la production du *p* et l'inférieure à celle du *b*.

« Le son de *m* ne participe pas moins du nez que des lèvres ; c'est un son mixte, un son labio-nasal. La bouche s'ouvre, les lèvres se rapprochent et se séparent ensuite brusquement.

« Pour *f*, les dents supérieures s'appuient sur la lèvre inférieure, et l'air est chassé avec une force médiocre.

« L'articulation du *v* se fait de même que *f* .

« Les linguales comprennent trois branches : les dentales lorsque, pour les produire, la langue frappe sur les dents ; les palatales, lorsqu'elle s'élève et s'attache au palais ; les nasales, lorsque le son reflue par le nez.

« Les dentales sont : *d* et *t* : la langue est appuyée sur les dents supérieures et se retire instantanément.

« Les palatales sont : *l*, *n*, *r*. Comme *n* est aussi parmi les nasales, nous n'en parlerons que maintenant et ne donnerons ici que l'explication de *l* et de *r*.

« Pour *l*, l'extrémité de la langue se courbe un peu pour s'élever au palais et s'y attacher.

« Pour *r*, l'extrémité de la langue s'élevant au palais, se recourbe et forme aussitôt plusieurs vibrations rapides, d'où résulte le son *re*. L'effet de ces vibrations et de la position sur la langue est de racler et de gratter le palais, non par un mouvement qui lui soit propre et qu'elle puisse se donner, mais par l'impulsion du souffle qui sort de la trachée-artère et l'oblige à lui donner passage.

« Les nasales sont : *m* et *n* : elles ne procèdent pas du même organe principal. M dépend des lèvres qui en sont la base et le fondement ; *n* appartient à la langue qui en est le principe et aussi au palais et aux fosses nasales. Linguale, palatale et nasale en même temps, c'est la seule consonne qui exige le concours de trois organes à la fois.

« Pour former *n*, la langue s'élève au palais et s'y attache de manière que le son reflue vers les fosses nasales.

« Les sifflantes sont *s*, *z*, *x*. La langue en est le principal instrument. Cet organe, pour les produire, s'applique au palais et, par là, comprime fortement le souffle qui, ne s'échappant qu'avec peine, forme cet espèce de sifflement dont elles empruntent le nom.

« Les sifflantes proprement dites sont *s* et *z*, car *x*, qu'on leur associe, n'est qu'une répétition de *s*, comme nous le verrons plus loin.

« Pour s, la partie antérieure de la langue est appliquée au palais, sa pointe recourbée touche les dents inférieures ; les dents sont légèrement desserrées et les lèvres ouvertes. S se prononce de plusieurs manières : elle prend le son du z quand elle est entre deux voyelles (*visage*, *raison*). Partout ailleurs elle a la prononciation sifflante du c avant *a, e, i,* (*salut, sénat, silence*). Lorsqu'elle se double, comme dans *essor*, le sifflement se resserre et se prolonge, suivant l'expression qu'elle est destinée à donner.

« Le son z est à peu près le même que celui de s. Ces sons ne diffèrent que par le plus ou moins de souffle qui les produit. Dans s, le sifflement est plus vif et plus aigu ; dans z, il est plus délicat et plus doux. Pour la prononciation de z les organes se placent dans la même position que pour s.

« X n'est qu'une abréviation et non une consonne proprement dite. Elle équivaut au c et à l's dont elle réunit les deux sons, à savoir k et s. De là sa dénomination *icse*. Ce caractère n'ayant aucun son propre et particulier n'est qu'un signe purement surnuméraire, il n'y a donc pas lieu d'en donner la description.

« Les mots que nous écrivons par un *x* peuvent également s'écrire par *cs*, sans qu'il en résulte aucun changement dans la prononciation : ainsi les mots *axe* et *acse*, *maxime* et *macsime* ne diffèrent que pour la vue et nullement pour l'oreille. Il en est de même dans d'autres mots où l'*x* a le son du *g* et du *z* comme dans *examen*. X a aussi la prononciation forte de l's dans *six, dix, soixante* et celle de z dans *deuxième, sixième, dix-huit*.

« Les gutturales. Quoique nous n'hésitions pas à nous servir du mot guttural, consacré par les grammairiens, nous regardons cependant cette dénomination comme impropre sous un certain rapport. Dans le fait, les lettres que nous appelons gutturales proviennent de la langue et non du gosier comme on se l'imagine.

« Il faut, en effet, distinguer trois parties dans la langue : la pointe, le milieu, la racine. Sa grande souplesse lui permet de faire agir séparément chacune de ses parties qui ont aussi leurs articulations propres et spéciales : à la pointe appartiennent les dentales, au milieu les chuintines et les mouillées ; à la racine les gutturales. Pour peu qu'on veuille observer les mouvements de cet organe, dans la prononciation du mot *coque* composé de deux syllabes réputées gutturales, on verra qu'elle résulte du gonflement de la racine sans lequel on ne peut la proférer et qui par conséquent en est la cause productive.

« Ce qui aura fait probablement donner le nom de gutturales aux consonnes dont il s'agit, c'est que la racine de la langue avoisinant le gosier de fort près semble se confondre avec lui. Mais cette promiscuité n'empêche pas qu'ils aient leurs opérations particulières et indépendantes, qu'il faut par conséquent bien distinguer.

« Les gutturales sont c, g, k, q. Mais elles se réduisent effectivement à deux le c et le q, parce que le son en est à peu près le même et qu'elles ne diffèrent que par le plus ou moins de force dans l'articulation. Les deux autres sont surnuméraires comme nous le verrons.

« Le c a deux valeurs différentes par lesquelles il équivaut seul au k ou à l's : il se prononce comme k devant les voyelles a, o, u (cabinet, colère, cure) ; il devient sifflant comme s devant e et i (célibat, citoyen). Il prend aussi le son du g dans second. Pour avoir le son de cette consonne dans toute son intégrité, il faut la placer devant une consonne comme dans crime, clameur.

« Le g a également deux valeurs différentes : il a le son qui lui est naturel devant les voyelles a, o, u (galant, gosier, aigu). Il a le son du j devant e, i (génie) et les voyelles a, o, u précédées d'un e (mangea, geôlier, gageure).

« Le c et le q ont des articulations différentes suivant les voyelles devant lesquelles ils se trouvent placés ; il suffit de se reporter aux lettres auxquelles ils correspondent pour connaître leur mécanisme.

« Pour k, la langue se voûte et se courbe sous le palais, sa pointe reste appuyée contre les dents inférieures. Cette consonne ne peut être entendue sans le secours d'une autre lettre.

« Le q, équivalent du c et du k, est représentatif de la même articulation : la racine de la langue s'élève et se gonfle tandis que sa pointe s'appuie contre les dents inférieures et que les lèvres se portent en avant.

« Le j se prononce d'une manière uniforme partout où on l'emploie, il n'a aucune irrégularité et par conséquent n'offre aucune variation à noter, aucune remarque à faire. Cette lettre a partout le son lingual, palatal, sifflant faible.

« Les consonnes ch réunies représentent le son guttural de la lettre q : 1º lorsqu'elles sont suivies de l, n, ou r (chloris, arachné, chrétien) ; 2º dans les mots tirés du latin, de l'italien, de l'hébreu ou du grec, où ces caractères sont suivis de a, o, u (écho, Achab, catéchumène) ; 3º dans les mots archiépiscopal,

Michel-Ange, etc., le *ch* reprend le son qui lui est propre dans *archevêque*, *Michel*, etc.

« L'*h* aspirée est rangée par quelques grammairiens parmi les consonnes. L'effet de l'aspiration est d'empêcher la liaison du mot qui commence par *h* aspirée avec celui qui le précède : ainsi on écrit et on prononce la *haine*, il se *hâte*, les *hameaux*, un discours *hardi*.

« Nous terminerons par les deux syllabes mouillées *gne* (*règne*, *dignité*) et *ille* (*fille*, *famille*). On les articule en rapprochant du voile du palais la base de la langue et en opérant le mouvement contraire pour livrer passage à l'air »·

Manuel Garcia [1] écrit : « Les voyelles sont le résultat des modifications que le son reçoit du tube vocal en le traversant. » « Le son simple qui en sort, dit Charles de Brosses, représente « à l'oreille l'état où on a tenu le tuyau en y poussant l'air. Les « différences du son simple sont comme les différences de cet « état ; d'où il suit qu'elles sont infinies, puisqu'un tuyau flexible « peut être conduit, par graduation insensibles, depuis son plus « large diamètre et sa plus grande longueur jusqu'à son état le « plus resserré et le plus raccourci ».

« On reconnaîtra entre la production des voyelles et celle des timbres une grande analogie, dit Garcia ; il en résulte nécessairement entre la voyelle et le timbre un rapport de dépendance mutuelle ». Revoyons donc ce qu'il a écrit au sujet du timbre :

« *Timbre guttural*. — Lorsque la langue se gonfle par la base, elle refoule l'épiglotte sur la colonne d'air, et la voix sort comme écrasée. On peut vérifier cette disposition de la langue en appuyant extérieurement un peu au-dessus du larynx avec les doigts. Le son, même sous la pression des doigts, ne prendrait pas un timbre guttural si la langue n'était pas gonflée par la base.

. « On voit ce qu'il faut faire pour corriger la défectuosité de ce timbre : la langue qui est principalement chargée, par ses mouvements, de transformer la voix en voyelles, devra se mouvoir surtout par les bords latéraux, faiblement par le milieu et nullement par la base. Ajoutons que la séparation des mâchoires doit être uniforme pour toutes les voyelles.

« *Timbre nasal*. Lorsque le voile du palais est trop relâché, la voix peut recevoir un caractère nasal, car la colonne d'air sonore va directement prendre son retentissement dans les fosses nasales avant de s'écouler par la bouche. C'est en pinçant les narines qu'on peut reconnaître si la colonne d'air, dès qu'elle sort du

---

1. Manuel GARCIA. *loc. cit.*

larynx, se dirige vers les fosses nasales avant de traverser la bouche, ou si elle s'achemine immédiatement vers cette dernière cavité. Il suffit de relever le voile du palais pour corriger ce défaut.

« *Timbre caverneux*. — La teinte de la voix devient sourde et caverneuse si l'on présente un obstacle aux ondes sonores. C'est ainsi que la langue relevée par sa pointe ou les lèvres trop rapprochées suffisent pour produire cet effet.

« Le gonflement des amygdales peut encore assourdir la voix en agissant comme obstacle. Les jeunes personnes présentent souvent l'exemple de cette infirmité passagère. Elle est accompagnée, chez elles, de la difficulté de former et d'étendre la voix de tête : difficulté commune à tous les organes de la femme dans l'état de fatigue.

« Les consonnes sont produites par deux opérations différentes des organes de l'articulation. Elles naissent : 1° ou de la *pression* de deux parties de l'instrument l'une contre l'autre et de l'*explosion* de l'air qu'on entend au moment où ces deux parties se séparent ; 2° ou du *rapprochement incomplet* et variable de ces mêmes organes et des bruits divers et *continus* que fait entendre l'air gêné dans son émission.

« De ces deux procédés résulte la classification des consonnes en *explosives* et en *soutenues*, division qui a la plus haute importance dans le chant.

« *Consonnes explosives*. — Elles ont pour caractère distinctif de ne produire aucun bruit avant l'explosion qui les fait entendre. Pour les former, les organes se mettent d'abord en contact d'une manière absolue, et, après quelques instants de pression, ils se séparent et la consonne se fait entendre. Ces deux mouvements contraires se nomment le premier la *préparation*, le second l'*explosion* de la consonne.

« De ce procédé naissent les lettres *p*, *f*, *t*, *c*, *k*. Pendant la préparation, l'air est intercepté et s'amasse. L'explosion qui suit est d'autant plus forte que la préparation a été plus longue et l'obstacle opposé à l'air plus complet. Cet effet est analogue à celui du coup de glotte pour l'attaque des sons.

« On range parmi les explosives *b*, *d*, *g* (italien) *g* dur ; toutefois l'explosion est précédée d'un léger retentissement qui dure le temps très court que la bouche ou le pharynx mettent à se remplir d'air, la première cavité pour le *b* et le *d*, la deuxième pour le *g* dur et le *g* italien. Sans ce retentissement ces quatre lettres seraient confondues avec les explosions correspondantes *p*, *t*, *k*, *c*.

« *Consonnes soutenues.* — Elles produisent un sifflement que l'on peut prolonger à volonté, par exemple : *ch, x, s* ; ou bien elles font entendre un bruit continu comme les lettres *m, n, gn, l, gl.* Les premières naissent du rapprochement des organes s'opérant de diverses façons que nous n'essayerons pas de décrire ; les secondes exigent que les mêmes organes se placent dans un contact parfait. Le bruit qu'elles font entendre peut être facilement converti en un son musical. Ainsi transformé, ce bruit permet à la voix de se prolonger d'une syllabe à la syllabe suivante, et le chant y gagne beaucoup plus de largeur.

« Les organes de l'articulation se combinent deux à deux et cette opération s'effectue de cinq manières principales :

les lèvres se combinent l'une avec l'autre : *p, m* ;

les dents supérieures avec la lèvre inférieure : *f, v* ;

le bout de la langue avec les dents : *t, d* ;

la partie antérieure de la langue avec le palais : *c, n, l* ;

la base de la langue avec l'arcade palatine : *k, g* dur.

« Chacune des combinaisons ci-dessus énumérées fait naître une famille différente de consonnes et ces familles réunies offrent la totalité des consonnes en usage. Dans le tableau qui suit, j'ai distribué par familles les consonnes qui me sont connues, les groupant d'après le nom des organes qui servent à les produire et en raison de leur caractère explosif ou soutenu :

1ère famille labiales
- explosive pure *p* : rapprochement complet, préparation muette, explosion.
- explosive mixte *b* : rapprochement complet, léger bruit préparatoire, explosion.
- soutenue *m* : rapprochement complet, préparation muette, explosion.

2ème famille labio-dentales
- explosive pure *f* : rapprochement complet, préparation muette, explosion. (*L'f* peut également être rangée parmi les soutenues en raison de l'énergie de son articulation).
- soutenue *v* : rapprochement incomplet, sifflement soutenu. (Le *v* peut également être considéré comme explosive mixte).

3ème famille linguo-dentales
- explosive pure *t* : rapprochement complet, préparation muette, explosion.
- explosive mixte *d* : rapprochement complet, léger bruit préparatoire, explosion.
- soutenues : *th* anglais, *c* espagnol (*cena*) *z* : rapprochement incomplet; sifflement soutenu.

4ᵉᵐᵉ famille linguo-palatales	explosive pure *c* italien [*cio*] : Rapprochement complet, préparation muette, explosion. explosive mixte *g* italien [*già*]. soutenues : *l*, *gl*, *n*, *gn* : rapprochement complet, préparation soutenue. soutenue *r* : vibration soutenue de la pointe de la langue. *j* français *ch*, *x*, *s* dur, *s* doux : rapprochement incomplet, sifflement de diverses natures.
5ᵉᵐᵉ famille linguo-gutturales	explosive pure *c* dur, *k* et *q* syn. : rapprochement complet, préparation muette, explosion. explosive mixte : *g* dur : rapprochement complet, léger bruit préparatoire, explosion. soutenue *j* espagnol, vibration de la luette : rapprochement incomplet, bruit soutenu de nature différente ».

Mᵐᵉ Miquel Chaudesaigues [1] nous dit : « Les voyelles sont susceptibles d'accents qui leur donnent un timbre clair ou sombre. Nous les classerons dans l'ordre suivant :

Voyelles sombres : *â*, *ô*, *ou*, *an*, *on* ;

Voyelles claires : *à*, *o*, *è*, *é*, *e* (muet) *in* ;

Voyelles à timbre aigu : *é*, *i*, *u*, *en*.

« La voyelle joue le rôle principal dans le chant, la consonne ne devient son auxiliaire qu'autant que le son a trouvé sa vraie place de résonance. On confond parfois dans la prononciation la voyelle *è* ou du moins la sonorité *ai*, *è*, *ê* avec la voyelle *é* ainsi que celle des finales en e muet. La voyelle *e* rentre dans le classement des voyelles claires et se rapproche, comme émission, de la voyelle *â*. Elle n'a aucun rapport avec la voyelle *ô* qui est une voyelle sombre, ni avec la voyelle *en* qui rentre dans la catégorie des voyelles à timbre aigu.

« La voyelle *e* se prononce avec la langue allongée et tendue, tandis que la sonorité de la voyelle *en* n'est due en partie qu'à la hauteur de la base de la langue et au gonflement qui se produit en son milieu par le soulèvement des angles de sa base.

« On se méprend souvent sur les timbres sombres des voyelles *ou*, *ô* ; on en exagère la sonorité en avançant les lèvres et en

---

1. Mᵐᵉ Miquel CHAUDESAIGUES, Leçons nouvelles sur l'art vocal, 1888.

les fermant ; il faut au contraire laisser la bouche bien ouverte et la lèvre supérieure relevée comme pour les autres voyelles. La langue s'allonge, se serre davantage et le voile du palais suit ces mêmes mouvements.

« C'est donc par l'allongement de ces deux agents : la langue et le voile du palais que la sonorité des voyelles sombres se développe dans le fond de la cavité buccale.

« Quant aux nasales *an*, *on*, *in*, *un*, ces voyelles ont besoin d'un soin particulier pour être bien émises et dépourvues de ce nasillement qui est d'un effet très désagréable. On croit généralement que nasiller c'est chanter du nez ; c'est une erreur ; le son nasillard ne se produit que lorsque l'air ne peut passer librement à l'intérieur des fosses nasales.

« Afin de corriger ce défaut, nous appliquons au voile du palais certains exercices de gymnastique qui tendent à dégager le tube aérifère nasal. Pour le travail des nasales on commencera par émettre le son sur la voyelle en la faisant suivre immédiatement de la consonne nasale *n* : *â* pour *an*, *ô* pour *on*, *â* pour *in*, *e* pour *un*. On emploiera le même moyen pour les syllabes formées de deux ou plusieurs voyelles : *lu-i* pour *lui*, *ci-el* pour *ciel*, etc.

« Pour la première octave (notes basses), en prenant une voyelle claire et ouverte *â*, par exemple, la langue doit s'allonger en pointe et se maintenir ainsi tendue vers la lèvre inférieure. Le voile du palais doit se creuser fortement dans sa partie médiane, le plus près possible de sa jonction avec la voûte palatine. En même temps, les piliers de la luette doivent se tendre en forme d'ogive vers le sommet de cet organe. Il faut alors que la vibration des sons, concentrée par ce travail dans la cavité buccale, soit dirigée vers le pharynx et les fosses nasales qui en répercuteront la sonorité.

« Les notes basses doivent être émises sur un timbre très clair.

« La sonorité des notes du médium et des notes hautes se concentre également dans la cavité du pharynx, mais pour les notes du médium, le voile du palais s'élargit en se dilatant vers ses côtés, repoussant par cela même les piliers de la luette dans leur partie basse. C'est en observant ces principes que seront émises les sonorités suivantes, *â*, *ô*, *ou*, *an*, *on*, *o*, *a*, *e*.

« L'émission de la voyelle *è*, ne change presque pas la forme ogivale qu'affectent et conservent les piliers de la luette, depuis les notes basses jusqu'aux sons élevés ; elle diffère des voyelles aiguës par la position allongée et tendue qu'elle imprime à la langue.

« Quant aux voyelles *é. i. u. en*, que nous classons au rang
des voyelles aiguës, leur émission change totalement la disposition et la forme des muscles de la langue ainsi que celle des
piliers qui agissent en sens contraire à celui qu'ils affectent pour
l'émission des autres voyelles. A partir de la première note basse
jusqu'à la plus haute, la face dorsale de la langue, depuis le filet
jusqu'à sa base, remonte en forme de dôme, en se rapprochant
le plus possible du voile du palais. La bonne émission de ces
voyelles *é, i, u, en* dépend en grande partie de la position qu'on
imprime aux angles de la base de la langue, ainsi que de la forme
qu'affectent les piliers du voile du palais.

« Pour les sons bas, les angles de la langue remontent légèrement en s'élargissant un peu : les piliers de la luette suivent
aussi le même mouvement.

« Pour les sons du médium, le haut des piliers de la luette
affecte la forme ogivale. Pour les sons élevés, il s'élargit de
nouveau en remontant le plus possible et les angles de la luette
se resserrent.

« *Consonnes.* Nous les divisons en trois groupes différents où
la langue joue le rôle principal :

1° Consonnes dont l'articulation se fait avec la pointe de la
langue : *l, n. d. t, r*;

2° Consonnes attaquées avec la base de la langue : le *c* dur,
k, que, gne;

3° Consonnes dont le sifflement se produit sur les côtés de sa
portion antérieure : *s. z. ch, j. x.*

« Pour les consonnes linguales *l. n, d. t. r*, le dessous de la
pointe de la langue va frapper légèrement derrière les alvéoles
des dents supérieures et retombe lentement derrière la lèvre
inférieure ».

Mme Miquel Chaudesaigues recommande la gymnastique suivante : « On répétera plusieurs fois de suite l'article *la*. On
commencera lentement et on augmentera peu à peu le degré de
vitesse.

« Le mouvement de *n* est identique à celui de *l*. Le *d* et
surtout le *t* exigent un mouvement de détente de la langue plus
accentué. Pour obtenir cette détente, le bout de la langue s'appuiera plus longtemps et plus fortement sur les alvéoles.

« L'*r* offre de plus grandes difficultés que les consonnes précédentes. Le défaut du grasseyement est un de ceux qui doivent
être le plus rigoureusement combattu ainsi que le défaut opposé
qui consiste à rouler les *r*. Cette exagération alourdit la prononciation et nuit à l'émission de la voix.

« Les consonnes dures *c*, *k*, *que*, *gue* doivent se faire par une contraction des muscles de la base de la langue.

« Pour les sifflantes *s*, *z* le bout de la langue s'étale de chaque côté derrière les dents de la mâchoire supérieure en s'appuyant contre elles.

« Le *j* et le *ch* s'obtiennent de même, seulement la langue s'étale davantage sur la voûte palatine vers sa partie moyenne. Les dents se rapprochent un peu, comme pour *s* et *z*.

« Les labiales sont *m*, *b*, *p*. Généralement on exagère leur articulation en faisant précéder la première d'un murmure nasillard à bouche fermée, ou en faisant accompagner les deux dernières d'une explosion souvent nuisible à la sonorité de la voix.

« Afin d'atténuer la dureté de l'attaque de ces consonnes labiales, on rapprochera légèrement les deux lèvres l'une de l'autre ; puis on détachera vivement la lèvre inférieure de la lèvre supérieure pour livrer passage au son. Dans la prononciation de ces consonnes, la lèvre inférieure devant agir plus fortement que la lèvre supérieure, nous conseillons l'exercice suivant : maintenir élevée la lèvre supérieure en la serrant avec l'index contre les dents, et prononcer ainsi les syllabes *ma*, *ba*, *pa*.

« Il faut veiller à ce que, dans l'enchaînement des syllabes, le milieu de la base de la langue maintienne sa position creusée au moment du passage des consonnes aux voyelles, c'est-à-dire que le son de la voyelle ne doit pas être interrompu par les mouvements de la langue que nécessite l'articulation des consonnes.

M. A. Barria [1] donne les explications suivantes :

« *A grave* : â. C'est le plus grave de tous les sous-voyelles. La bouche s'ouvre naturellement de deux ou trois centimètres en hauteur, la langue s'abaisse et reste étendue et immobile dans la cavité buccale et le son est poussé du larynx très fortement. L'a grave ne demande aucun mouvement musculaire du larynx.

« *A aigu* : à. La bouche qui était très ouverte en hauteur pour l'*a* grave, le sera un peu moins pour l'*a* aigu, mais les commissures des lèvres seront attirées en arrière par le jeu du muscle buccinateur qui se contracte moyennement. La prononciation de cet *a* aigu étant moins dure que celle de l'*a* grave, communique au langage beaucoup de douceur et de délicatesse, et il se trouve multiplié dans la composition des mots sans que cela choque l'oreille. Il peut être long ou bref.

« *E*. Aucune de nos voyelles ne comporte autant de nuances.

1. A. BARRIA, Méthode d'articulation parlée et chantée, 1901.

C'est pour cette raison que les grammairiens ne sont pas d'accord entre eux, sur le nombre de ces nuances. On en distingue généralement trois : 1° l'e grave (non accentué et qui donne aussi l'e muet) ; 2° l'è ouvert (fête, je cède) ; 3° l'e fermé ou aigu (été).

« *E* grave. Les organes prendront la même disposition que pour *a* grave, mais les mâchoires se rapprocheront un peu et en même temps que l'orbiculaire des lèvres se contractera, celles-ci seront projetées en avant ; la langue appuiera insensiblement sa pointe vers les incisives inférieures. Cette prononciation est intermédiaire entre l'*a* grave et l'*o* grave.

« L'è ouvert. C'est le son le plus plein et le plus clair des voyelles après celui de *a*. Son nom seul indique qu'il faut une plus grande ouverture des lèvres que pour *e* grave. L'orifice buccal conservera la même ouverture longitudinale que pour *e* grave, mais le muscle buccinateur se contractera fortement de façon à attirer la commissure des lèvres en arrière. La bouche s'ouvrant davantage que pour *e* grave, le son n'en aura que plus de sonorité et la valeur phonique augmentera. Il peut être long ou bref.

« L'é fermé ou aigu : la mâchoire inférieure se rapprochant de la supérieure rendra l'orifice buccal plus étroit dans la hauteur qu'il ne l'était dans l'è ouvert ; mais alors le muscle « risorius de Santorini » se contractera davantage, attirant encore plus la commissure des lèvres en arrière. La langue touche légèrement dans sa partie médiane la voûte palatine tandis que ses parties latérales doivent s'appuyer le plus possible contre les molaires supérieures. Les dents supérieures sont visibles. Beaucoup d'analogie avec l'*a* aigu comme ouverture des lèvres. C'est la plus douce des voyelles ; elle a beaucoup de ressemblance physiologique avec la voyelle *i*.

« Pour l'e muet, il n'y a pas besoin d'indiquer l'articulation puisqu'il est sans valeur aucune pour la prononciation. Cette lettre n'est qu'un signe orthographique, cependant elle modifie toujours avec bonheur les voyelles qu'elle accompagne, puis adoucit la prononciation de certaines consonnes et donne parfois d'agréables dissonances à des sons qui sans elle seraient durs et secs. C'est une des lettres qui font la physionomie particulière et l'originalité de notre langue.

« *Eu*. Pour cette fausse diphtongue, les lèvres seront projetées très en avant et donneront à l'orifice buccal une très petite ouverture (1 demi-centimètre), la langue se soulèvera dans la cavité buccale en même temps que ses parties latérales appuieront contre les molaires supérieures. Beaucoup d'analogie avec

6

l'e grave comme ouverture des lèvres. *Eu* a deux inflexions, l'une grave, l'autre douce et le son bref ou long.

« *I*. Il faut partir de l'articulation de *é* fermé, mais rapprocher davantage les mâchoires ; de plus le muscle risorius de Santorini se contractant le plus possible, attirera très fortement en arrière la commissure des lèvres tandis que les muscles « zygomatiques » seront visibles. Les parties latérales de la langue presseront vigoureusement les molaires afin que l'air ne puisse trouver qu'un passage très étroit entre la face dorsale de la langue et la voûte palatine. La physionomie prend, par la contraction de tous ces muscles, l'expression du rire.

« Le son de cette lettre est agréable et, ainsi que l'*a* aigu, il procure beaucoup de douceur au langage ; aussi le trouve-t-on souvent répété dans un mot sans que cela soit désagréable à l'oreille. L'accent circonflexe n'en change en rien la valeur phonique ; il remplace l's d'autrefois ; c'est ainsi que *île* s'écrivait *isle*.

« *I* associé à d'autres voyelles donne bien lieu à des diphtongues (*diable*) et à des triphtongues (*alleluia*). Pour articuler les diphtongues *ia, io, iu* et les triphtongues *iai, ieu, iou*, l'arrière de la langue s'appuie le plus fortement possible contre la partie postérieure de la voûte palatine. L'accent tonique se portera sur la diphtongue.

« *O*. Cette voyelle a, à peu près, la même articulation que celle de *a* grave, mais avec cette différence que les lèvres sont projetées légèrement en avant et en même temps l'orbiculaire des lèvres, se contractant le plus possible, donnera à l'orifice buccal une très petite ouverture. La langue sera soulevée en occupant le milieu de la cavité buccale. On distingue l'*o* grave (long ou bref) comme dans *dos, côté* ; l'*o* doux rendu sonore par la lettre *r* : *bord, cor* ; l'*o* faible ayant quelque analogie avec *œu*. *O* est quelquefois muet comme dans *paon*.

« *O* sonore se prononce comme *aur* en avançant moins les lèvres que pour *o* grave, mais en ouvrant davantage la bouche. Le son en devient plus clair, de là son nom de *o* sonore. Il est toujours placé devant la lettre *r* soit au commencement, au milieu ou à la fin des mots : *cor* que l'on prononcera *caur*.

« L'*o* faible prend l'inflexion douce et se prononce comme *e* grave et *œu* : *œuf*. Son articulation est la même que pour l'*e* grave.

« *Ou*. La différence entre cette voyelle et *o* consiste dans le jeu des muscles. L'orbiculaire se contracte davantage que pour *o*, les lèvres s'avancent plus aussi et l'air est chassé des poumons avec plus de vigueur que pour *o*. Ce son ressemble absolument au bruit que fait le vent l'hiver dans les cheminées. Lorsque la voyelle est suivie de *a*, *i*, *e*, elle prend le son faible et ne fait entendre que *a*, *i*, *e*.

« *U* : l'émission de cette voyelle est à peu près semblable à celle de *ou*, mais l'orifice buccal est moins grand et les lèvres ont les mêmes dispositions que si l'on voulait souffler dans un tube. La langue se place comme pour *i*. L'air, chassé du pharynx vigoureusement, met plus de temps à sortir de la cavité buccale en vertu du rétrécissement de l'ouverture des lèvres, lesquelles font l'orifice d'un tuyau résonnateur. Ce sont toutes ces variations dans le jeu des organes qui amènent le son de la voyelle *u* si voisin de celui de *ou*.

« *Y* a la même prononciation que *i* mais souvent elle nous fait entendre deux fois le son de la voyelle. En ce cas l'arrière de la langue s'appuie fortement contre la partie postérieure de la voûte palatine.

« *Nasales*. Les voyelles *a*, *e*, *i*, *o*, *u* suivies des consonnes *m* et *n* donnent lieu aux voyelles nasales. Le son nasal s'obtiendra en faisant prendre aux organes les mêmes dispositions que pour les voyelles correspondantes et en abaissant aussi le voile du palais, de façon à fermer la cavité buccale et à forcer le son à passer par les fosses nasales. Il faut prononcer *un* en avançant les lèvres le plus possible ».

Consonnes. M. Barria adopte la subdivision de M. de Chevallet :

1° *explosives* : labiales (*p* et *b*) ; dentales (*t* et *d*) palatales (*g*) ;

2° *aspirées* : labiales (*f* et *v*); dentales (*s* et *z*); palatales (*ch* et *j*; gutturale (*h*) ;

3° *refluantes* : linguales (*r* et *l*); nasales (*m* et *n*, *gn*).

« Explosives : celles pour la formation desquelles certains organes, en se rapprochant, s'opposent un instant à l'émission de la voix, puis s'écartant tout d'un coup, livrent à l'air un libre passage par lequel les ondes sonores s'échappent avec vivacité et déterminent en dehors une sorte d'explosion.

« Aspirées : celles pour la formation desquelles l'air chassé des poumons avec plus ou moins d'énergie, est forcé de s'échapper avec une certaine vitesse par une étroite issue et fait entendre des bruits divers selon les organes qui lui livrent passage.

« Refluantes : celles pour la formation desquelles l'air sonore, empêché de suivre directement son cours par l'obstacle que l'un des organes lui présente sur un point de son passage, est forcé de refluer vers un autre point et de s'échapper par une issue qu'il trouve ouverte dans cette nouvelle direction.

« Explosive labiale *p*. Il faut prendre la même disposition que pour émettre *á* grave, puis fermer la bouche d'un coup sec en pressant les lèvres vigoureusement l'une sur l'autre. A ce moment, pour empêcher le passage de l'air, le muscle orbiculaire des lèvres se contractera le plus possible et la physionomie aura alors l'expression de quelqu'un qui pince la bouche. Puis ouvrir celle-ci brusquement : l'air étant maintenu dans la cavité buccale pendant l'occlusion des lèvres donnera lieu, au moment de l'ouverture de la bouche, à un bruit explosif très fort. L'élève s'habituera à articuler *ap-pé*, mais sans émettre le son *á*.

« Explosive labiale *b* : les organes prendront la même disposition que pour *p*, mais la force musculaire à employer sera bien moindre que pour *p*, de sorte que l'air, s'échappant au moment de l'ouverture de la bouche, fera entendre un bruit explosif moins fort que pour *p*.

« Explosive dentale *t*. On donnera l'articulation de cette consonne en s'apprêtant à émettre *é*, mais il faut empêcher la sortie du son-voyelle en élevant la langue au palais d'un seul coup, de façon que la pointe vienne s'appuyer fortement contre les incisives supérieures et ses côtes contre les molaires. L'air, chassé avec force du larynx, se trouvera intercepté entre la langue et la partie antérieure du palais ; à ce moment, abaissez brusquement la langue. Il se produira alors un son explosif vigoureux représentant le *t*. C'est la langue qui seule développera toute la force musculaire nécessaire à l'articulation du *t*.

« Explosive dentale *d*. Les organes prendront la même disposition que pour *t*, mais on interceptera l'air d'une façon moins brusque, de sorte que la quantité d'air contenue dans la cavité buccale sera en moins grande proportion que pour *t* et l'expulsion beaucoup plus douce.

« Explosive palatine *g* dur : l'élève s'apprêtera à émettre *e* grave, mais arrêtera immédiatement l'émission du son en contractant l'arrière-gorge et en portant le bout de la langue contre la partie postérieure de la voûte palatine. L'air, venant avec force du larynx, trouvera une opposition à son passage par la position de la langue à ce moment ; celle-ci s'abaissera d'un seul coup, les muscles de la langue se relâcheront et l'air s'échappant par ce passage (devenu libre brusquement) produira un son explosif nous donnant le *g* dur.

« Aspirées labiales *f* et *v*. Il ne s'agit plus d'explosion et cependant l'air sera toujours maintenu légèrement dans la cavité buccale depuis l'instant où les organes auront pris la position relative à l'articulation de ces consonnes jusqu'à celui où elles se feront entendre.

« Pour *f*, l'orbiculaire des lèvres *dans sa partie inférieure* se contractera comme pour *p* et la bouche sera entr'ouverte. Puis la lèvre inférieure viendra s'appuyer fortement contre les incisives supérieures ; le bord extérieur de cette lèvre devra disparaître presque entièrement sous les dents ; l'air voulant s'échapper par le peu d'espace libre nous donnera le bruit d'un frottement. A ce moment, la mâchoire inférieure s'abaissera, les muscles se relâcheront, et l'air s'échappant nous donnera *f* précédée d'un bruit de frottement indiqué ci-dessus.

« Pour *v*, même articulation ; mais la contraction des muscles sera moindre et l'air sera poussé du larynx avec moins de force : c'est ou *f* très doux ou un *f* articulé sans aucune espèce d'énergie ni de force musculaire.

« Aspirée dentale *s* : ouvrir la bouche comme pour émettre *é* ouvert, placer la pointe de la langue contre les incisives inférieures et au moment où le son devra s'échapper du pharynx pour dire *é*, lever la langue brusquement et appuyer son extrémité antérieure contre les incisives supérieures, de manière à ne laisser qu'un très petit passage à l'air. Celui-ci, en voulant s'échapper par cette issue, devra faire entendre un sifflement prolongé.

« Aspirée dentale *z*. Même articulation, mais beaucoup moins vigoureuse. C'est un *s* doux. L'air étant chassé du larynx en moindre force se trouvera intercepté moins longtemps entre la langue et les incisives supérieures, de sorte que le sifflement sera bien plus faible.

« Aspirée palatale *ch*. Les lèvres s'avanceront comme pour émettre l'*e* muet ; la pointe de la langue s'élèvera vers la partie antérieure de la voûte palatine et l'air, chassé du larynx avec force, trouvera passage entre la langue et le palais et fera entendre un bruit de chuchotement en même temps que les lèvres s'avanceront encore davantage.

« Les élèves auront l'articulation de cette double consonne en essayant de prononcer *chut* sans donner de voix comme lorsqu'on réclame le silence.

« Aspirée palatale *j*. Même articulation, mais la pointe de la langue s'abaissera un peu vers la racine des incisives supérieures, et, de plus, l'air étant chassé du larynx moins vigoureusement que pour *ch*, rendra plus douce la prononciation de *j*.

« Aspirée gutturale *h*. Cette consonne lorsqu'elle est muette n'a aucune articulation ; lorsqu'elle est aspirée, la base de la langue se reflue de façon à se rapprocher du voile du palais à l'entrée du pharynx et elle ne laisse de libre qu'un étroit passage: L'air affluant des poumons avec une certaine force s'échappe par cette issue en faisant entendre un bruit analogue à celui d'un râle faible.

« Refluante linguale *r*. Pour l'*r* lingual, il faut que la pointe de la langue se replie vers sa face dorsale et vienne effleurer la voûte palatine dans sa partie antérieure. La face dorsale de la langue sera concave et l'air, en venant avec force du pharynx, viendra frapper l'extrémité de la langue repliée ; celle-ci refoulera l'air au fond de la cavité buccale, d'où il essayera encore de s'échapper en forçant la langue à lui livrer passage, ce qui donnera à celle-ci le mouvement d'oscillation qui produit l'*r* vibré. L'élève essayera d'imiter le roulement d'un tambour en forçant la langue à produire ces oscillations nécessaires à l'articulation de l'*r* lingual.

« Pour l'*r* guttural, l'élève en trouvera l'articulation en employant un moyen mécanique qui consiste à imiter une personne se gargarisant. La comparaison peut manquer d'élégance, mais c'est la seule exacte. Il faudra donc s'exercer au plus tôt à la prononciation de ces deux *r* et surtout si l'élève avait l'habitude du grasseyement, défaut si commun aux Parisiens.

« Refluante *l*. Il faut porter la pointe de la langue vers le palais, aux racines des incisives supérieures. Les deux côtés de la langue s'appuieront contre les molaires supérieures, de sorte que l'air sera forcé de s'échapper par le passage très étroit laissé libre entre la langue (à droite et à gauche) et le palais.

« Aspirées nasales *m*, *n*, *gn*. Pour *m*, les lèvres sont pressées l'une contre l'autre et l'occlusion de l'orifice buccal empêche ainsi tout le passage de l'air. Celui-ci reflue alors vers le pharynx, et là, obligé de trouver une issue, il se dirige vers les fosses nasales dont l'entrée lui est livrée par le voile du palais qui s'abaisse.

« Pour *n*, la pointe de la langue viendra s'appuyer énergiquement contre la racine des incisives supérieures. L'air venant avec force du pharynx trouvera son passage interdit par la langue. De même que pour *m*, il reflue vers le pharynx et de là se dirige vers les fosses nasales, dont l'entrée est livrée à l'air par l'abaissement du voile du palais.

« Pour *gn*, l'arrière de la langue viendra s'appuyer très fortement contre la voûte palatine (à sa partie postérieure). La pointe de la langue s'abaissera vers les incisives inférieures qu'elle touchera, tandis que ses bords latéraux s'appliqueront contre les molaires supérieures. »

Ainsi, parmi les professeurs, il y en a qui ont fort bien compris l'importance d'une bonne articulation pour les études vocales, puisqu'ils ont essayé d'analyser le mécanisme de chacune des lettres de la langue française. Nous avons voulu insérer, ici, leurs longues explications pour rendre justice à ces auteurs et aussi pour permettre au lecteur de comparer entre elles différentes citations.

Nous ne relèverons pas les inexactitudes qui ont pu se glisser dans les paragraphes précédents, cela pourrait paraître fastidieux, nous nous bornerons maintenant à expliquer clairement ce qu'il convient de dire sur le mécanisme des voyelles et des consonnes, d'après les recherches et les expériences physiologiques les plus modernes et les mieux contrôlées au point de vue scientifique. Sur ce point, nous nous en rapportons aux patientes et savantes études de M. Zünd-Burguet, mises à la portée de tous dans une petite méthode de prononciation française [1].

Nous nous rallions entièrement à ce travail clair et simple qui, selon nous, devrait se trouver entre les mains de toutes les personnes qui s'intéressent aux questions phonétiques ou qui gagnent leur vie par l'usage de la voix parlée ou chantée.

I. *Voyelles.* — « A. Il faut distinguer au moins trois *a* différents au point de vue du timbre. Comme celui-ci dépend principalement de la forme du résonnateur buccal, chacun des trois *a* doit résulter d'une disposition particulière de la bouche. Nous désignons les trois voyelles sous les noms de *a moyen*, *a ouvert*, *a fermé*.

« *A moyen : a*. La bouche est modérément ouverte. La langue est mollement étendue sur le plancher de la bouche, de telle sorte qu'avec ses bords elle touche à toute la rangée des dents inférieures. La partie dorsale de la langue est très légèrement bombée au milieu par suite de sa faible tension musculaire.

« Ce son, comme toutes les voyelles moyennes, se trouve dans les syllabes atones brèves. Sous l'influence de l'accent tonique ou d'un allongement, l'*a* moyen se transforme le plus souvent en *a* ouvert, quelquefois en *a* fermé.

« *A ouvert : à*. Il est facile de transformer l'*a* moyen en *a* ouvert. Il suffit, en effet, de tendre la langue plus fortement, c'est-à-dire de la presser contre les incisives inférieures, de soulever un peu la mâchoire inférieure et en même temps de retirer légèrement les commissures des lèvres.

1. Zünd-Burguet. Méthode pratique, physiologique et comparée de prononciation française ; Paris, 1902, chez H. Le Soudier, éditeur.

« L'a ouvert (à) se trouve le plus souvent dans des syllabes accentuées longues ou brèves. Lorsque, pour une raison quelconque, il s'abrège ou perd l'accent tonique, il se transforme en a moyen.

« A fermé : á. En prenant comme point de départ la position organique de a moyen, on arrive à l'a fermé en arrondissant faiblement l'ouverture de la bouche, en poussant les commissures des lèvres un peu en avant et en retirant légèrement la langue. Les muscles de la langue et des lèvres sont fortement tendus.

« Cette voyelle est tantôt longue, tantôt brève et se trouve aussi bien dans des syllabes atones que dans des syllabes accentuées.

« A nasalisé : ã. Si pendant l'émission de l'a fermé, le voile du palais est modérément abaissé sur la partie postérieure de la langue, la résonance de la chambre nasale (fosses nasales) vient s'ajouter à celle de la bouche et la voyelle se trouve être nasalisée. Par conséquent deux conditions d'égale importance s'imposent pour la prononciation correcte de cet a : la première est de bien savoir prononcer l'a fermé ; la seconde d'être capable d'abaisser modérément le voile du palais. On aurait tort de vouloir prononcer cet a par le nez. Cet effort entraîne un abaissement trop considérable du voile du palais, d'où résulte une nasalité exagérée.

« O : on peut nettement distinguer l'o ouvert, l'o moyen, l'o fermé et l'o mixte.

« O ouvert : ò. En partant de la position organique de a fermé français (á) on arrive à l'o ouvert (ò) en retirant la langue un peu en arrière, en avançant et en arrondissant légèrement les lèvres. L'ouverture de la bouche se trouve ainsi faiblement diminuée. L'o ouvert peut être bref ou long, mais plus il sera bref moins il sera ouvert, et inversement.

« O fermé : ó. On retire la langue sensiblement plus en arrière que pour o ouvert, mais non pas autant, cependant, que l'on pourrait le faire. En même temps on avance et on arrondit les lèvres fortement de façon à diminuer de beaucoup l'ouverture buccale. Les muscles de la langue et des lèvres sont bien tendus. L'o fermé est tantôt long, tantôt bref, selon sa position dans le mot ou dans la phrase.

« O moyen : o. Il n'est pour ainsi dire qu'un o fermé affaibli ou atone. On se propose de dire ò, mais on exécute les mouvements organiques avec un peu moins d'énergie, c'est-à-dire avec moins de tension musculaire. L'o moyen est toujours bref et atone.

« *O* mixte : ŏ̃. En dehors des trois *o* mentionnés, les Parisiens en connaissent un quatrième que l'on entend fréquemment dans les mots comme : *poli, joli, solide, soleil*, etc. Nous le désignons sous le nom de *o* mixte, parce que, au point de vue de l'articulation, il tient à la fois de l'*o* moyen et de l'*œ* moyen. Les lèvres s'arrondissent comme pour *o* moyen sans cependant avancer comme il le faudrait pour produire ce dernier, et la langue fait un petit mouvement en arrière.

« *O* nasalisé : ō. Il y a deux manières pour arriver à sa prononciation correcte : ou bien l'on dispose la langue et le voile du palais comme pour dire *a* nasalisé et on avance légèrement les lèvres en les arrondissant ; ou bien on dispose la langue et les lèvres comme pour dire *o* ouvert et l'on abaisse modérément le voile du palais.

« Il est faux de vouloir prononcer le son *on* par le nez, car ce désir entraîne un abaissement trop considérable du voile du palais, d'où résulte une nasalité exagérée. Le *on*, comme toutes les voyelles nasalisées est bref quand il forme la dernière syllabe d'un mot ; dans les autres cas il est un peu plus long qu'une voyelle ordinaire.

« *Ou*. Il faut distinguer entre l'*ou* moyen et l'*ou* fermé, le premier est toujours bref ; le second est tantôt bref tantôt long.

« *Ou* fermé : ụ. On retire la langue autant que possible et on avance fortement les commissures des lèvres de façon à réduire l'ouverture de la bouche à un petit trou presque rond. Les muscles de la langue et des lèvres sont très tendus. Toutes les fois que l'*ou* fermé bref vient à perdre l'accent tonique, il se transforme en *ou* moyen.

« *Ou* moyen : ụ. En exécutant les mouvements organiques nécessaires à la prononciation correcte de l'*ou* fermé, avec un peu moins d'effort, c'est-à-dire moins de tension musculaire, on produit l'*ou* moyen. Il est toujours bref et atone. Sous l'influence de l'accent tonique, il se transforme en *ou* fermé.

« Voyelle antérieure *E* : On distingue l'*e* ouvert, l'*e* fermé et l'*e* moyen.

« *E* ouvert : è. On prend comme point de départ la disposition organique propre à l'*a* ouvert (à). On rapproche alors légèrement les deux mâchoires en tirant les commissures des lèvres faiblement en arrière et en pressant la pointe de la langue assez fortement contre les incisives inférieures. Par suite de cette pression, la partie antérieure de la langue s'élève vers le palais et ses bords latéraux viennent en contact avec les premières molaires supérieures.

« L'*e* ouvert (*è*) peut être bref ou long, accentué ou atone.

« *E* fermé : *é*. On rapproche les mâchoires plus que pour *e* ouvert, en retirant fortement les commissures des lèvres, mais pas autant qu'on pourrait le faire. La pointe de la langue reste en contact non pas avec les alvéoles, mais avec les bords des incisives inférieures, tandis que les bords latéraux de la langue pressent énergiquement contre les molaires d'en haut.

« L'*e* fermé (*é*) est toujours bref et accentué. Quand il perd l'accent tonique, il se transforme en *e* moyen.

« *E* moyen : *e*. En diminuant l'effort organique nécessaire pour l'*e* fermé, on prononce l'*e* moyen. Cette voyelle est toujours brève et atone. Sous l'influence de l'accent tonique, elle se transforme en *e* fermé.

« Voyelle mixte *Eu* : *œ*. Aux trois *e* indiqués dans le paragraphe précédent correspondent trois espèces d'*eu* très différents les uns des autres au point de vue de l'articulation. Ce sont l'*eu ouvert*, l'*eu fermé* et l'*eu moyen*.

« *Eu* ouvert : *œ*. La disposition de la mâchoire et de la langue est exactement la même que pour *e* ouvert (*è*). Mais les lèvres au lieu de se rapprocher des dents, s'avancent et s'arrondissent, au contraire, comme pour *o* ouvert (*ò*).

« Cette voyelle peut être longue ou brève, accentuée ou atone. L'*œ* est long dans les syllabes finales terminées par une consonne sonore qui se prononce. Dans tous les autres cas il est bref.

« *Eu* fermé : *œ́*. On dispose les organes comme pour dire *e* fermé, seulement, au lieu de retirer les lèvres, on les avance et on les arrondit comme pour dire *o* fermé. L'*eu* fermé peut être long ou bref, mais il porte toujours l'accent tonique. En redevenant atone, il se transforme en *œ* moyen.

« L'*œ* fermé est long dans les syllabes accentuées et terminées par une consonne sonore qui se prononce. Dans les autres cas, il est bref.

« *Eu* moyen : *œ*. Nous désignons sous le nom de *eu* moyen non seulement la voyelle brève et atone transcrite ordinairement par *eu*, mais aussi celle, plus fréquente, que l'on a l'habitude d'appeler *e* muet.

« L'*œ* moyen se prononce avec la même disposition organique que l'*œ* fermé, mais avec une tension musculaire légèrement moindre. Cette voyelle est toujours brève et atone. Frappée par l'accent tonique, elle se transforme le plus souvent en *œ* fermé.

« Voyelle nasale *in* : *ẽ*. On dispose la bouche comme pour prononcer soit un *a*, soit un *e* très ouvert, et l'on abaisse légèrement le voile du palais sur la langue en ayant soin de n'établir aucun contact entre ces deux organes. Il faut se garder de vouloir émettre le son par le nez, car l'abaissement trop fort du voile du palais, qu'entraîne forcément ce désir, rend le timbre de la voyelle beaucoup trop nasal et la transforme parfois en une véritable consonne nasale qu'en anglais on transcrit par *ng*.

« La voyelle nasalisée *ẽ* est brève à la finale des mots ; dans toute autre position, au contraire, elle est un peu plus longue qu'une voyelle ordinaire.

« Voyelle nasalisée *Un* : ᵒᵉ. Si pendant la prononciation de la voyelle nasalisée *ẽ* on avance les lèvres comme pour dire *œ* ouvert (*œ*) on produit la voyelle nasalisée *ã̃*. Pour le reste, voir *ẽ*.

« Voyelle antérieure *I*. On distingue en français entre un *i* fermé (*i*) et un *i* moyen (*i*). L'*i* ouvert (*i*), que possèdent la plupart des langues germaniques et slaves, y est inconnu.

« I fermé : i. En prenant comme point de départ la disposition de la bouche nécessaire pour la prononciation correcte de l'*e* fermé (*é*) on n'aura qu'à rapprocher les mâchoires un peu plus et à presser la langue plus fortement contre les incisives inférieures et molaires supérieures. Quant aux lèvres, il importe peu qu'on les retire plus ou moins.

« L'*i* fermé (*i*) peut être long ou bref, mais il est toujours accentué. Par la perte de l'accent tonique, il se transforme en *i* moyen (*i*).

« *I* moyen : *i*. L'*i* fermé prononcé avec une tension musculaire un peu moindre, se transforme en *i* moyen. Il est toujours bref et atone. Sous l'influence de l'accent tonique, il se transforme en *i* fermé.

« Semi-consonne *Y*. On dispose la bouche comme pour dire *i* fermé (*i*) et l'on appuie les bords latéraux de la langue fortement contre les molaires supérieures. Le petit canal entre la partie dorsale et la langue et le palais dur se trouve alors rétréci à tel point que le souffle n'y peut passer sans produire un bruit de frottement. Ce bruit, ajouté à la résonance vocale, constitue la semi-consonne *y*. C'est par elle que l'on remplace en français l'*l* dite mouillée.

« Voyelle mixte *U*. Aux deux *i* français correspondent deux *u* : l'*u* fermé et l'*u* moyen.

« *U* fermé : *ú*. On dispose les organes comme pour dire *i* fermé, mais, au lieu de tirer les lèvres en arrière, on les pousse fortement en avant et on les arrondit le plus possible, de façon à réduire l'ouverture de la bouche à un tout petit trou rond.

« L'*u* fermé peut être long ou bref, mais il est toujours accentué. Par la perte de l'accent tonique, il se transforme en *u* moyen.

«*U* moyen : *u*. L'*u* fermé prononcé avec un peu moins de tension musculaire se transforme en *u* moyen. Il est toujours atone et bref. Sous l'influence de l'accent tonique ou de la durée, il devient *u* fermé.

« II. *Diphtongues. — Règle générale.* — On commence par disposer les lèvres exactement comme si l'on voulait prononcer la première des deux voyelles dont se compose la diphtongue. On produit ensuite de la voix et au même moment on passe à la prononciation de la seconde voyelle.

» Ainsi, par exemple, pour dire le mot *huit* où l'*h* n'a aucune valeur phonétique, on met la langue et les lèvres en place pour *u*, et au moment où l'on fait vibrer les cordes vocales, on dispose les organes pour *i*, voyelle que l'on prononce alors très distinctement.

« On procède exactement de la même manière lorsque la diphtongue est précédée d'une consonne quelconque, en disposant autant que possible les organes à la fois pour la prononciation de cette consonne et de la première des deux voyelles dont se compose la diphtongue.

« Diphtongue *Oi* : °*a*. On dispose les lèvres et la langue comme pour dire *o* fermé (ó), on fait vibrer les cordes vocales et l'on passe immédiatement à la prononciation de *a* moyen ou ouvert, selon la position de la diphtongue dans le mot et dans la phrase.

« Diphtongue *Ui* : ᵘ*i*. On dispose les lèvres et la langue comme pour dire *u* fermé (ú) ; on fait vibrer les cordes et on passe au même moment à la prononciation de *i* fermé si la diphtongue est accentuée, de *i* moyen si elle est atone.

« Diphtongue *Oui* : ᵘ*i*. On dispose les lèvres et la langue comme pour dire *ou* fermé (*ú*) ; on fait vibrer les cordes vocales et l'on passe immédiatement à la prononciation de *i* fermé și la diphtongue est accentuée, de *i* moyen si elle est atone.

« Diphtongue *Oin* : °*ẽ*. On dispose les lèvres et la langue comme pour dire *o* fermé (ó) ; on fait vibrer les cordes vocales et on passe au même moment à la prononciation de la voyelle nasalisée *ẽ*.

« Diphtongue dont le premier élément est *I*. On dispose les lèvres et la langue comme pour dire *i* fermé ou même *y* ; on fait vibrer les cordes vocales et l'on passe au même instant à la prononciation de la voyelle suivante.

« Voyelle *L* mouillée. L'*l* mouillée est un son inconnu dans la prononciation du français proprement dit. Elle s'y trouve remplacée par un *i* fermé bref dans les syllabes masculines finales, par la semi-consonne *y* dans les syllabes féminines et à l'initiale d'une syllabe quelconque.

« *Triphtongues*. Elles se composent en général d'une diphtongue et, soit d'une voyelle simple, soit d'une semi-consonne. La diphtongue peut être le premier ou le second élément phonétique composant.

« Triphtongue *Oy*. Le groupe *oy* suivi d'une voyelle se prononce le plus souvent comme $^o a + y$; c'est-à-dire qu'on prononce d'abord la diphtongue $^o a$ et qu'on commence la syllabe suivante par la semi-consonne *y*.

« Triphtongue *Uy* : Le groupe *uy*, suivi d'une voyelle, se prononce généralement comme $^u i + y$, c'est-à-dire qu'on émet d'abord la diphtongue $^u i$ et qu'on commence la syllabe suivante par la semi-consonne *y*.

« Triphtongues *Ay*, *Ey*. Les groupes *ay* et *ey*, suivis d'une voyelle se prononcent le plus souvent comme $e^i y$ ou $e^i y$, c'est-à-dire qu'on émet d'abord la diphtongue e^i ou e^i et qu'on commence la syllabe suivante par la semi-consonne *y*.

« Dans quelques cas cependant, les deux groupes se prononcent comme $e + y$ et $e + y$.

« *Groupements consonantiques sp et st*. Les deux groupes consonantiques *sp* et *st*, qu'ils se trouvent à l'initiale, au milieu ou à la finale des mots, se prononcent toujours, et sans exception, comme une *s* sourde suivie immédiatement de *p* ou *t*.

« III. *Consonnes*. — Consonne sonore *M* : les lèvres se touchent légèrement sur toute leur étendue. La langue, ne jouant aucun rôle actif dans la prononciation de l'*m*, se met en place pour la première voyelle qui suit. Dès le début de la fermeture des lèvres, on produit de la voix et on renvoie le souffle sonore par le nez. L'*m* initiale française est toujours longue et beaucoup plus sonore que celle de la plupart des autres langues.

« Consonne sonore *N*. Les lèvres sont légèrement plus écartées que les deux rangées de dents. La langue s'élève vers le palais et vient en contact avec les dents et les alvéoles supérieures, fermant ainsi le passage buccal et obligeant le souffle sonore à sortir par le nez. Dès le début de la fermeture, les cordes vocales se mettent à vibrer. Les lèvres, ne prenant aucune part active dans la prononciation de l'*n*, se disposent pour la première voyelle suivante.

« Consonne sonore L. L'écartement des lèvres et des dents est le même que pour *n*. Les lèvres, ne prenant aucune part dans la prononciation de l'*l*, se mettent en place pour la première voyelle qui suit. La langue se soulève vers le palais comme pour *n* ; mais au lieu de toucher partout aux dents et aux alvéoles supérieures, elle ne vient en contact avec ces dernières qu'en avant et en arrière de la bouche, laissant ainsi les deux côtés libres. Le larynx se met en vibration dès que la langue touche au palais, et le souffle sonore sort de la bouche sur les deux côtés, dans la région des premières molaires.

L dite mouillée : *y*. Le son que les grammairiens désignent sous le nom de *l* mouillée fait complètement défaut au français proprement dit et s'y trouve remplacé par *y* (exemple : fille, bataille).

« Consonne sonore : *R*. Il y a trois espèces d'*r* : *r* roulée, *r* grasseyée et *r* gutturale.

« R roulée. L'ouverture de la bouche se réduit à une fente très étroite. Les lèvres ne prennent pas part à la prononciation de l'*r*. La langue, en se retirant jusque derrière les alvéoles, s'élève vers le palais ; ses bords latéraux y touchent légèrement; la pointe au contraire reste absolument libre jusqu'au moment où le souffle, passant par-dessus, la met en vibration. Ce mouvement vibratoire l'amène plusieurs fois de suite en contact avec le palais. Si le nombre de ces contacts successifs ou battements de la langue dépasse trois, l'*r* est trop longue.

« L'*r* roulée est la plus sonore de toutes et se recommande particulièrement pour le chant et la diction.

« R grasseyée. Disposition des lèvres et de la mâchoire inférieure comme pour *r* roulée. La langue reste étendue sur le plancher de la bouche, touchant avec ses bords à toute la rangée des dents inférieures. La partie postérieure de la langue s'élève un peu, tandis que le voile du palais s'abaisse si fortement que la luette vient se replier en avant sur la langue. Le souffle venant du gosier passe au-dessous de la luette et en la soulevant la met en vibration. Le nombre de ces vibrations ne doit pas dépasser trois. Mieux vaut même en produire deux seulement.

« R gutturale. Au double point de vue articulatoire et acoustique, cette *r* ressemble beaucoup au *ch* dur allemand, sans toutefois se confondre avec lui. La disposition des lèvres et de la mâchoire inférieure est la même que pour les deux *r* précédentes. La langue est étendue sur le plancher de la bouche. Sa partie postérieure s'élève faiblement, le voile du palais s'abaisse un peu, mais bien moins que pour l'*r* grasseyée. L'extrémité inférieure de la luette vient en contact avec la langue, mais ne vibre pas. Les deux piliers postérieurs du pharynx se rapprochent légèrement, et le souffle, traversant la glotte ainsi rétrécie, met leur partie inférieure en vibration. Quand c'est la partie supérieure des piliers qui vibre, il se produit le *ch* dur des Allemands. L'*r* ainsi prononcée est la moins longue des trois et la plus fréquente chez les Parisiens.

« Consonne sourde *F*. Avant d'émettre aucun souffle, on presse la partie intérieure ou mouillée de la lèvre d'en bas contre les bords des incisives supérieures. Il faut avoir soin de relever légèrement la lèvre supérieure pour qu'elle ne vienne pas en contact avec l'autre. La langue et le larynx ne prennent aucune part active dans la prononciation de l'*f* et se disposent pour le son suivant.

Consonne sonore *V*. Au moment même où l'on commence à faire vibrer les cordes vocales, c'est-à-dire à produire de la voix, on porte la partie intérieure de la lèvre d'en bas en contact avec les incisives supérieures, exactement comme pour *f*. Seulement, il faut bien faire attention de ne pas presser la langue contre les dents, parce que tout effort organique empêchera ou du moins diminuera l'action vibratoire du larynx.

« Tandis que l'*f* est une articulation sourde, brève et forte, le *v* est, au contraire, une articulation sonore, longue et faible ou douce,

« Consonne sourde *S*. La mâchoire inférieure s'élève beaucoup, de façon à ne laisser contre les deux rangées de dents qu'une fente très étroite. Quelquefois les dents inférieures se placent sous les dents d'en haut. Les lèvres sont assez fortement retirées en arrière. La pointe de la langue s'appuie contre les incisives inférieures, tandis que ses bords latéraux pressent contre les molaires d'en haut.

« Il se forme ainsi entre le palais dur d'une part, et la partie dorsale de la langue, d'autre part, un petit canal assez étroit à travers lequel le souffle sourd sort de la bouche. Il faut veiller à ce que la partie antérieure de la langue ne touche ni au palais, ni même aux incisives supérieures.

« L'*s* française représente une articulation forte et les organes doivent être disposés de la manière indiquée ci-dessus, avant que l'émission du souffle ne commence.

« Consonne sonore Z. La disposition des organes de la parole est essentiellement la même que pour *s* sourde ; mais avant et pendant leur mise en place, les cordes vocales vibrent. En outre, il ne faut pas presser la langue contre les dents, vu que tout effort organique empêche ou diminue l'action vibratoire du larynx. Tandis que l's est une articulation sourde, brève et forte, le z est, au contraire, une articulation sonore, longue et faible ou douce.

« Consonne sourde *Ch*. L'écartement entre les deux rangées de dents est le même ou très légèrement moindre que pour *s*. Les lèvres sont avancées. La langue tout entière s'élève vers le palais en se retirant un peu en arrière. Les bords latéraux de la langue sont pressés fortement contre les alvéoles et les molaires supérieures. La pointe de la langue reste entièrement libre derrière les alvéoles frontales supérieures.

« Il se forme ainsi dans l'avant-bouche trois petits résonnateurs dont le premier se trouve au milieu de la langue, le second entre la partie antérieure de la langue et les incisives supérieures et inférieures, et le troisième entre les dents et les lèvres. Chacune de ces trois cavités contribue à la production du bruissement dont est caractérisée la consonne *ch*.

« Il importe beaucoup que les organes soient convenablement disposés avant que le souffle ne traverse la bouche et que celui-ci sorte avec rapidité.

« Consonne sonore *J*. La position de la mâchoire inférieure et de la langue est la même que pour *ch*. Mais le contact entre la langue et les alvéoles latérales supérieures est extrêmement faible, ce qui veut dire qu'il ne faut pas presser la langue contre le palais. Les cordes vocales se mettent à vibrer avant que la position organique nécessaire ne soit prise, et continuent pendant toute la durée du son.

« L'articulation de *j* se distingue de celle de *ch* en ce qu'elle est sonore, lente et faible ou douce.

« Consonne explosive sourde *P*. On ferme la bouche en pressant les lèvres assez fortement l'une contre l'autre. La langue ne prend aucune part active dans la prononciation du *p* et se met dans la position propre à la voyelle ou à la consonne qui suit immédiatement le *p*. La glotte se ferme, empêchant ainsi le souffle de sortir des poumons, jusqu'au moment où les lèvres se séparent brusquement et produisent, avec le concours de l'air contenu dans la bouche, un petit bruit sec, ressemblant en quelque sorte à une légère explosion.

« Consonne explosive sonore *B*. La lèvre inférieure vient légèrement presser contre celle d'en haut, fermant ainsi complètement la bouche. Pendant la mise en position des lèvres, les cordes vocales se mettent à vibrer, et le souffle sonore, en attendant l'ouverture des lèvres, se comprime dans la bouche.

La langue, ne prenant aucune part active dans la prononciation du *b*, se dispose pour la voyelle ou la consonne suivante.

« Une grande sonorité et une articulation très douce, c'est-à-dire l'absence presque complète de tout effort musculaire, sont les marques caractéristiques du *b* français.

« Consonne explosive *T*. La bouche est ouverte comme pour *n*. Les lèvres ne prennent aucune part active dans la prononciation de la consonne et se disposent pour la voyelle suivante. La langue, dont les muscles sont assez tendus, s'élève vers le palais, étant fortement appuyée contre les dents et les alvéoles supérieures. La glotte reste fermée, empêchant ainsi le souffle de sortir jusqu'au moment où la langue s'enlève brusquement du palais. Il se produit alors, dans la partie postérieure de la bouche, un petit bruit sec, ressemblant à celui d'une très faible explosion.

« Consonne explosive sonore *D*. Le *d* français, au point de vue de l'articulation proprement dite, a plus de ressemblance avec l'*n* qu'avec le *t*. En effet, la langue se trouve à la même place pour *n* et pour *d*, et le larynx vibre également pour l'une et pour l'autre des deux consonnes. Mais le souffle sonore, au lieu de s'échapper par le nez, s'amasse entre le palais et la langue, fait entendre comme un léger murmure et sort de la bouche au moment même de l'explosion.

« Comme la pression de la langue contre le palais est nulle ou du moins très faible, l'explosion est beaucoup plus molle que celle du *t*. Une sonorité considérable et une grande douceur dans l'articulation sont les marques caractéristiques du *d* français.

« Consonne explosive sourde *K*. L'ouverture de la bouche est la même que pour le *t*. Les lèvres ne prennent aucune part active dans la prononciation de cette consonne et se mettent en place pour la première voyelle qui suit. La pointe de la langue reste en contact avec les incisives inférieures pendant que sa partie dorso-postérieure s'élève et presse fortement contre le palais dur, établissant ainsi une fermeture complète du passage pharyngo-buccal. La glotte est fermée, et le souffle attend pour sortir que la langue s'enlève du palais. A ce moment même, il se produit un bruit qui sera d'autant plus fort et sec que la pression de la langue contre le palais aura été plus énergique et que l'explosion se fera plus brusquement.

« La place d'articulation sur le palais dur varie selon la voyelle qui suit le *k*. Ainsi le *ki* se prononce bien plus en avant de la bouche que le *ka*, et ce dernier encore bien plus en avant que le *ku*. Cela provient de ce que la langue, elle aussi, a une

7

tendance à se préparer pour la voyelle suivante, avant que la consonne précédente n'ait été prononcée.

« Une articulation très forte produite sur le palais dur et l'absence de l'explosion aspirée sont les marques caractéristiques du *k* français.

« Le plus souvent, le redoublement graphique de la consonne *k* n'a aucune influence sur la prononciation. Dans quelques mots d'origine savante, cependant, il équivaut, au point de vue phonétique, à une occlusion plus ou moins prolongée, d'un tiers environ de sa durée normale.

« Consonne explosive sonore *G*. L'écartement des mâchoires est le même que pour *k*. Les lèvres ne prennent aucune part active dans la prononciation du *g* et se mettent en position pour la première voyelle suivante, la pointe de la langue reste en contact avec les incisives inférieures, tandis que la partie médio-dorsale s'élève vers le palais dur et, en le touchant légèrement, établit, pendant un petit instant, une fermeture complète du passage pharyngo-buccal.

« Au moment même où la langue commence à s'élever, les cordes vocales entrent en vibration, et le souffle sonore s'amasse dans le pharynx buccal et dans la petite cavité qui se trouve entre la partie postérieure de la langue et du palais. Comme la langue ne presse pas, ou du moins très faiblement, contre le palais, l'explosion du *g* est bien plus faible que celle du *k*. La douceur d'articulation et la grande sonorité sont, en effet, les marques caractéristiques du *g* français.

« Dans quelques mots rares d'origine savante, le redoublement graphique de la consonne *g* signifie, au point de vue phonétique, un léger prolongement de l'occlusion. Dans les mots où le double *g* est immédiatement suivi de *e* ou *i*, le premier des deux *g* garde sa valeur phonétique ordinaire, le deuxième, au contraire, se prononce comme un *j*.

« Consonne nasale sonore dite *N* mouillée. L'écartement des lèvres et des mâchoires est le même que pour *g*. La pointe de la langue reste en contact avec les incisives inférieures, tandis que la partie médio-dorsale s'élève et presse légèrement contre le palais dur, obstruant ainsi d'une façon complète le passage pharyngo-buccal et obligeant le souffle à sortir par le nez. Au moment même où la langue se dispose à prendre la place d'articulation, les cordes vocales se mettent à vibrer et continuent pendant toute la durée de l'occlusion.

« Consonne composée *X*. Elle se prononce comme *gz* dans tous les mots où le préfixe latin *ex* est immédiatement suivi d'une voyelle ou d'une *h* non aspirée. Dans tous les autres cas, exception faite de quelques noms propres. elle a la valeur phonétique de *ks* ».

Nous avons cru nécessaire d'étudier, en détail, le mécanisme des voyelles et des consonnes. parce qu'il est logique de croire que la connaissance complète de ce mécanisme peut permettre de corriger les défauts de prononciation si fréquents dans le monde des chanteurs. Il faut, en outre, se rappeler que le meilleur moyen d'arriver à une prononciation irréprochable, en même temps qu'à une émission vocale vraiment harmonieuse, est de soumettre toujours les organes de l'articulation aux dispositions si nombreuses et si variées que leur impose la nature.

Les professeurs qui ont jugé utile de décrire, théoriquement, le mécanisme des voyelles et des consonnes sont peu nombreux. En général, la plupart des maîtres se sont bornés à formuler des conseils purement pratiques, basés sur leur expérience personnelle et par suite sur des observations quelquefois un peu trop fantaisistes. Une fois de plus, nous croyons intéressant de rappeler ce qu'on trouve écrit, à ce sujet, dans les méthodes de chant.

Application pratique des différentes articulations dans l'enseignement du chant. — Nous allons citer les auteurs, comme toujours, le plus complètement possible, afin de faire connaître clairement leur pensée.

Mme Meyerheim [1] : « On peut prendre les notes en voix de poitrine, en voix mixte ou en voix de tête, soit que l'on veuille monter ou descendre : mais c'est de l'attaque ou plutôt de la façon dont on prendra les notes de passage que dépendra la pureté de la note la plus élevée. La beauté de cette note dépendra presque toujours de la note précédente qui est attaquée en général trop en avant, en faisant un mouvement de tête en arrière.

« Ce mouvement produit un effort qui ferme la gorge et, par conséquent, empêche de sortir la note qui devrait suivre ou ne la fait sortir qu'à moitié. Lorsqu'on prend les notes élevées, on doit chasser toute la respiration de l'abdomen, faisant ainsi le vide comme dans un tuyau pneumatique, afin que le passage de la voix soit entièrement libre jusqu'à la tête. C'est pourquoi je répète toujours qu'on passe par les registres *en arrière de la gorge et du corps* et jamais il ne faut chanter en avant. Du reste

1. Mme G. Meyerheim, *loc. cit.*

il faut chanter en soi et jamais en dehors. Chanter en dehors veut dire sans rien sentir, sans sentiment, sans style et sans école, comme on chante dans les rues. »

M. Archainbaud[1] : « Le chanteur dont la voix sera correctement émise, devra faire entrer toutes les voyelles dans la sonorité normale de sa voix, ce qui du reste est le seul moyen de prononcer, en chantant, avec indépendance et exactitude. Une voix qui n'est pas libre dans son émission ne peut rien prononcer. Posons d'abord en principe que la voix du chanteur doit être franche, pleine et éclatante.

« Pour obtenir une bonne qualité de son dans les parties inférieures de sa voix, l'élève (homme) se servira de la voyelle *a*, le son de cette voyelle tiendra le milieu entre l'*a* tel qu'on le prononce dans les mots *ami*, *fat* et celui du mot *âme*. Le premier serait grêle et aigu et manquerait de plénitude ; le second serait sourd et terne et manquerait de timbre. Cette voyelle une fois fixée, on pourra émettre la partie grave de la voix. On remarquera alors qu'en s'élevant avec cette voyelle le son deviendra par degré, un peu mince. Cet inconvénient sera le signal de la nécessité d'une petite modification dans l'émission pour obtenir une sonorité égale.

« Au moment où le son devient sensiblement plus mince que les précédents, il convient de mélanger l'*a* d'un *o* extrêmement clair, tel qu'on l'emploie dans les mots *homme*, *flotte*. Ce mélange d'*o* clair doit être assez léger pour que le changement soit inappréciable pour l'auditeur, ce qui n'aurait pas lieu si l'*o* dominait l'*a* plus qu'il ne convient, il doit seulement rendre l'*a* un peu plus nourri. A l'aide de cette modification, la voix continuera à s'élever pleine, sonore et pure.

« Mais, de même que pour la partie basse de la voix, si la qualité du son obtenu par ce procédé était conduite au-delà d'une certaine hauteur, la voix redeviendrait criarde, glapissante et horriblement désagréable, sans parler des autres inconvénients qui en pourraient résulter. A l'instant où le son prend cette mauvaise qualité, il faut opérer la seconde modification qui consiste à couvrir légèrement l'*o* clair en le ramenant à peu près à l'*a* du mot *âme*, afin d'atténuer l'éclat désagréable du son précédent.

« Après cette nouvelle voyelle, on montera, par degré, jusqu'à la dernière note qu'on puisse atteindre sans efforts. Dans

---

1. Eugène Archainbaud, *loc. cit.*

cette dernière partie de la voix, on devra moins que jamais oublier que le son doit toujours être sonore et timbré, car le mélange exagéré des deux dernières voyelles avec l'*a* pourrait amener un son sourd, cotonneux et peu susceptible de développement. Je me suis servi du mot *couvert* pour rendre sensible la différence qu'il doit y avoir entre la voix employée pour les sons de médium et celle dont on doit se servir pour les sons supérieurs, mais le son ne doit jamais être terne ni sourd et, pour éviter désormais tout désaccord entre ma pensée et le mot qui doit l'exprimer, j'emploierai, pour désigner la catégorie des sons supérieurs, le mot *fermé* par opposition aux sons du médium que j'appellerai *ouvert*. Le son grave étant écrit avec un *a* clair, je lui donnerai la dénomination de clair absolu.

« Toutes les règles concernant l'émission de la voix de poitrine chez l'homme peuvent servir à l'émission de la voix de poitrine pour la femme. Quant à la partie basse de la voix de tête chez la femme, elle doit être (de même que la partie basse de la voix de poitrine) claire et timbrée. On se servira, pour l'émettre de la voyelle *a* clair sans arriver toutefois à l'*a* du mot *ami* qui donnerait un son trop grêle ; mais il est indispensable que cette partie de la voix ne soit jamais *couverte* car ces notes seraient absolument sans portée et, rapprochées des sons élevés, elles produiraient l'effet que les chanteurs appellent *avoir un trou dans la voix*. Elles auraient aussi l'inconvénient plus grave de communiquer leur timbre sombre à toute l'étendue. Ce timbre que j'appellerai *clair absolu*, par analogie avec la partie grave de la voix de poitrine, doit être modifié au moment où sa sonorité deviendrait trop mince et trop difficile à produire ; on doit alors, comme pour la production du son couvert de poitrine, mélanger légèrement l'*a* d'*o* clair, mais toujours dans une proportion très légère, qui donne au son toute sa plénitude sans jamais l'étouffer en le voilant.

« A l'aide de cette modification, l'organe prend tout le volume et tout le timbre qu'il est susceptible de produire. Les sons émis de cette manière ont un brillant incomparable et certains chanteurs ont la faculté de conserver ce timbre dans toute l'étendue de leur voix. Cette qualité est ordinairement l'apanage du soprano dramatique (Falcon). Chez les soprani élevés, on la rencontre moins fréquemment ; celles-ci commencent souvent à perdre leur plénitude vers le sol ou le la bémol au-dessus des lignes et continuent à s'élever aux notes les plus aiguës sans effort, avec un son doux, flûté, mais plus mince et sans grande force. Ces notes servent simplement dans la douceur et dans les traits.

Sans former un registre à part ces notes doivent être considérées comme une modification très importante et très réelle de la voix de la femme, ce qui permet d'établir entre celle-ci et la voix de l'homme cette relation remarquable : trois modifications d'un même timbre, auxquelles je donnerai dorénavant la dénomination de *clair absolu* pour la partie basse, *son ouvert* pour la partie du milieu, voix *sans timbre* pour la partie haute, lorsque le son ouvert ne pourra se timbrer jusqu'au bout.

« Le choix d'une mauvaise voyelle pour étudier le médium et l'abus des sons élevés de poitrine ont pour conséquence ordinaire l'extinction de cette partie de la voix ».

Victor Warot [1] : « Je conseille avant tout d'émettre les sons naturellement, c'est-à-dire sans effort et sans recherches ; émettre le son en articulant les voyelles, les consonnes, les diphtongues comme lorsqu'on parle, sans se préoccuper outre mesure de mettre la langue et les lèvres de telle ou telle façon. C'est ainsi qu'il faut commencer.

« Une bonne articulation des consonnes au moyen des lèvres et des dents, sans effort, sans pousser, car on arriverait à l'enrouement, donne aux sons élevés surtout une grande puissance et une solide énergie. Il va sans dire qu'il est utile dans le travail de l'émission d'éviter que la langue remonte dans le fond du gosier. Elle y ferait obstacle à la production du son et le dénaturerait. L'ouverture de la bouche doit se faire verticalement autant que possible et sans exagération, l'ouverture horizontale donnant aux sons élevés surtout une acuité, une crudité désagréables. J'ajouterai que le son produit par l'ouverture horizontale manque absolument de solidité ; plus il s'étale, plus il est large à son début, plus il use de souffle et moins on peut l'appuyer et le soutenir.

« On doit se garder de lever la tête pour produire les sons élevés, c'est le contraire qu'il faut faire, c'est-à-dire se rengorger et avoir soin de garder au larynx la plus grande fixité. De cette façon la voix pourra plus facilement résonner dans le pharynx et dans les fosses nasales. On donnera ainsi plus de puissance aux sons élevés. L'élève ne perdra pas de vue que la bouche doit s'ouvrir du côté inférieur seulement, c'est-à-dire abaisser le menton, mais laisser la lèvre inférieure immobile autant que possible. Quant à la position du corps, elle doit être droite, naturelle et sans efforts, les épaules effacées et la poitrine libre.

1. Victor Warot, *loc. cit.*

« Par suite de l'émission employée, le son peut être clair (voix ouverte), c'est l'émission la plus naturelle sur les voyelles *é, a, â*, comme dans *épitre, arbre, âme*, ou bien foncé, sombre (voix fermée ou palatale), suivant la voyelle employée *o, ô, i, u* ou les diphtongues *eu, en, ou* etc.; c'est le résultat d'un travail spécial. Pour cette étude et pour obtenir ce genre de son, on devra émettre la voyelle *o* comme dans *dot, donation*, ce qui forcera la colonne d'air à frapper obliquement la voûte du palais, toujours sans effort, en se gardant bien surtout de travailler sur *ô* fortement appuyé, ce qui amènerait congestion et fatigue. Le son produit sur *ô* semble avoir plus de timbre, plus de portée, c'est seulement pour celui qui l'exécute, l'auditeur n'en ressent qu'un effort et qu'un effet pénible.

« Chez certains sujets, le son est guttural, c'est-à-dire produit avec une contraction de la langue et de l'arrière-gorge. On corrige ce son par l'émission sur les voyelles *a* et *é* très ouvert avec la langue allongée sur les dents inférieures. Quelques chanteurs conseillent aussi l'emploi de la voyelle *u*, ce qui relève les bords de la langue en la creusant par le milieu,

« Enfin, si naturellement le son se porte outre mesure dans les fosses nasales, il faut le modifier par l'emploi de la voix *blanche* sur *â* et sur *eu*, en portant le son en avant sur les dents inférieures et en avançant les lèvres ».

Mme Marie Sasse [1] : « Quand on émet le son, il faut faire attention à la forme que l'on donne à la bouche, cette forme ayant une influence sur la qualité du son, il faut, à l'émission du son, ouvrir la bouche plutôt en hauteur, en aplatissant bien la langue, de façon à ce qu'elle ne s'oppose pas au passage du son, la bouche ouverte en largeur donnant un son niais; ayez la tête plutôt baissée, de façon à ce que le tuyau vocal soit bien ouvert et sans aucune contraction, le cou tendu donnant des sons gutturaux; il faut arriver à chanter sans effort avec la même facilité que l'on met en parlant.

« Quand un son succède à un autre son, on doit opérer ce changement sans secousse, sans aucun changement d'émission. Le son que l'on quitte doit être le point d'appui de celui que l'on va attaquer. Les sons doivent être comme les anneaux d'une chaîne, tenus les uns aux autres et être de même qualité. Il est bon d'émettre les sons sur les différentes voyelles, en cherchant, malgré leurs différences, à les rendre homogènes, en leur conservant la même émission.

1. MARIE SASSE, *loc. cit.*

« On éclaircit sur les voyelles qui ont tendance à assombrir le son et l'on sombre sur celles au contraire qui rendraient le son trop pointu. La voix étant un instrument doit être travaillée comme tel avec tous les soins que comporte sa délicate construction. Il faut travailler peu et souvent, il faut, comme pour les instruments, travailler le mécanisme. C'est par le mécanisme qu'on arrive à l'assouplissement de l'organe, et par l'assouplissement à la force ».

M. Eugène Crosti [1]: « Rien d'uniforme, d'immuable en matière d'émission de la voix. Un professeur de chant ne doit pas plus adopter un système unique d'émission qu'un tailleur ne peut adopter une unique mesure pour tous les clients. Le professeur doit adopter pour chaque voix qui se présente à lui le système d'émission qui lui paraîtra le plus propre à combattre les défauts que cette voix peut avoir. Je veux dire par là que loin de repousser *à priori* tel ou tel système, il doit les admettre tous, car, dans chacun d'eux il y a toujours quelque chose de bon à prendre, quelque chose d'utile à s'approprier.

« Un artiste qui possède une bonne articulation, une articulation vigoureuse et une excellente prononciation, peut, avec une voix relativement faible, lutter sans désavantage et même victorieusement avec d'autres doués de moyens vocaux tonitruants ».

M. Crosti recommande de chanter sur les voyelles a, é, è, i, o, u et ou, en exigeant que l'élève donne à chacune d'elles le son qui lui est propre. « Je n'entends pas dire par là que dans le chant on doive prononcer exactement et rigoureusement les voyelles comme dans le langage usuel, non, il est évident que si l'on prononçait en chantant les i, les u, les ou, les o absolument comme on les prononce dans la conversation, ces voyelles manqueraient complètement de sonorité. Il faut tricher, légèrement tricher, c'est-à-dire rapprocher un peu l'i de l'u et de l'é, l'u, de l'eu, et l'ou de l'o, mais tout cela avec discrétion, sans effronterie et de manière que, en définitive pour l'oreille, l'i reste toujours i, l'u reste toujours u, l'ou reste toujours ou.

« En matière d'émission, mon idéal à moi est celui-ci : un son bien rond, bien souple, bien gras, ni trop clair, ni trop sombre, libre, dégagé, en dehors et bien entendu, pas chevrotant. C'est pour atteindre ce but tant désiré que je fais usage de tous les

---

1. EUGÈNE CROSTI, *loc. cit.*

systèmes d'émission. Si un élève, par exemple, chante trop blanc, que son *a* soit trop clair, trop écrasé, je le ferai travailler sur les voyelles *o*, *ô*, *u* et même *ou*; espérant arriver ainsi à assombrir cette voix trop claire et trop aiguë. Si au contraire l'élève a une tendance à chanter trop sombre, en le faisant travailler sur les voyelles *a* clair (*papa*), *é* et *è*, j'arriverai, je l'espère, à l'amener vers mon idéal.

« Lorsque l'élève aura le défaut de chanter sombre tellement enraciné qu'il ne s'en guérira pas suffisamment après un certain nombre de leçons sur les voyelles *a* clair, *é* et *è*, ma foi, il faudra en venir aux grands moyens, il placera entre ses dents de devant un petit cube en bois de *un* centimètre de côté environ, ou bien un morceau de liège de même dimension (j'aime mieux le bois à cause de sa rigidité) et il attaquera tous ses sons sur *da*, *dé*, *dè*, *di*, en respirant après chacun d'eux, en évitant toute contraction de la gorge.

« Qu'un élève ait la voix gutturale, qu'il chante de la gorge comme on dit, c'est-à-dire qu'il serre la gorge en émettant les sons, j'emploierai pour le guérir le système du relâchement du chant sur le souffle. Ainsi je lui ferai travailler dans différents tons l'exercice ci-dessus, en imitant sur chaque note une personne qui souffle sur le bout de ses doigts pour les réchauffer et en chasser l'onglée, ou bien encore, pour mieux me faire comprendre, je lui dirai d'imiter quelqu'un qui envoie son haleine sur une glace avant de la frotter pour la nettoyer. Il devra donc respirer après chaque note.

« Comme complément je recommanderai à cet élève la gymnastique suivante : il formera avec son mouchoir une espèce de tampon qu'il appuiera fortement sur sa bouche ouverte, de façon à la fermer hermétiquement, puis il prendra une bonne respiration et soufflera énergiquement en avant sans retirer le mouchoir, afin que les muscles de la gorge soient bien dilatés, bien ouverts. Dans ces conditions, c'est-à-dire toujours en soufflant en avant, et contre le mouchoir, il parcourra trois ou quatre fois de suite une gamme ascendante et descendante. Cette expérience demande à être répétée plusieurs fois par jour. Par ce moyen j'habitue les muscles de la gorge à rester dilatés au moment de l'attaque du son et pendant sa durée, et par suite j'arrive à guérir l'élève de son défaut ou du moins à l'atténuer dans une notable mesure.

« Il faut également veiller à ce qu'il n'avance pas la mâchoire inférieure en chantant, ce qui est le signe caractéristique du chant de la gorge ».

M. Mayan [1] : « La voix est un souffle qui, passant par le larynx, fait vibrer les cordes vocales. Le souffle ne devient donc voix que lorsqu'il est sorti du larynx et c'est une fausse appellation que de dire voix de poitrine, car si le souffle reste dans la poitrine, il n'est ni du son, ni de la voix. Ce qu'on appelle communément voix de poitrine c'est le repos constant du son sur une colonne d'air qui (celle-ci) repose sur la poitrine. C'est le son forcé qui vient trouver son point d'appui dans la voûte palatale. Ce système d'émettre le son est le plus répandu et c'est celui qui fait également le plus de victimes, c'est également celui que, par tous mes efforts, je tendrai à faire disparaître car avec cette attaque du son il y a non seulement fatigue et usure de la voix, mais on peut rarement unir la voix de poitrine à la voix attaquée en tête.

« La difficulté de passage consiste à unir un son fort à un son faible relativement, ou d'unir un son que l'on peut attaquer ouvert et soi-disant de poitrine à un son qui ne peut être attaqué qu'en tête, c'est-à-dire unir deux registres qui n'ont ni le même timbre, ni la même émission. Mais expliquons-nous bien : Je viens de dire unir un son fort à un son faible. La raison? C'est que plus les sons *mi*, *fa*, *fa* dièze, *sol* sont éclatants plus les sons ascendants qui suivent et sont attaqués en tête sont faibles, et c'est surtout dans ce cas que la soudure devient problématique, pour ne pas dire impossible; il faut ajouter que même arriverait-on à un résultat à peu près satisfaisant (ce dont je doute), ce serait au prix de quels efforts? On n'aurait d'ailleurs aucune unité de timbre.

« Pour parer à tous les inconvénients qui peuvent survenir aux notes de passage de la voix et aux accidents qui peuvent être occasionnés à celle-ci à cause de la soudure des deux émissions (voix de poitrine et voix de tête) autant que pour arriver à chanter également, avec facilité sur les notes élevées autant que sur les notes graves et le médium, la solution est celle de l'unité d'émission, c'est-à-dire une seule manière d'émettre, d'attaquer, de diriger le son pour toute l'étendue de la voix.

« En admettant l'unité d'émission, il est facile de se convaincre que nous n'avons plus à redouter de soudure de voix, puisqu'il n'y a plus qu'une voix et une seule émission, il ne peut y avoir ni choc, ni transition. Cette émission je l'ai trouvée dans l'attaque en tête ou direction dans le masque. La raison? C'est que tous les sons peuvent être attaqués en tête et que quelques-uns

1. J. M. MAYAN, *loc. cit.*

seulement peuvent l'être en poitrine. On ne peut nier qu'il y ait eu des chanteurs avec la voix toute ouverte et appuyée sur la poitrine, mais je regarde ceux-ci comme une exception, pour ne pas dire des phénomènes, lorsque leur voix dure plusieurs années.

« Cette méthode est appelée *attaque en tête* par opposition à l'expression *voix de poitrine*, car en réalité ni l'une ni l'autre de ces appellations n'ont de raison d'être, il n'existe pas plus de voix de poitrine que d'attaque en tête. Ce que j'ai voulu c'est que l'on vît dans l'expression d'attaque en tête, un son qui n'a rien de commun avec les efforts de la poitrine et dont la direction, l'appui immédiat est le masque en tête.

« Quelle est la raison qui dit qu'il vaut mieux avoir deux émissions, soit une pour les sons graves et l'autre pour les sons élevés? Outre la fatigue et l'usure de la voix avec les deux émissions, il y a l'inconvénient de la soudure des voix; il y a bien des professeurs habiles qui font fermer les notes qui précèdent le passage de la voix à seule fin de rendre moins sensible le changement d'émission, mais il en subsiste néanmoins deux voix, deux façons de l'attaquer et de la diriger.

« Pour la voix comme pour toute chose une seule direction est préférable à deux; on est plus fort unis que séparés ; et puis avec les deux émissions, c'est une lutte constante entre la voix de poitrine et la voix de tête. Si on monte trop en poitrine on éraille la voix et si on descend trop fermé, on étouffe la voix; ajoutez à cela la préoccupation constante en chantant pour les femmes et les ténors surtout.

« En résumé, pour avoir la voix facile, homogène, timbrée, longue, pour l'émettre sans fatigue, il faut tenir la tête droite, baisser le menton, respirer très bas dans le diaphragme, monter la respiration et attaquer les sons nettement en tête, dans le masque, dans les fosses nasales, enfin commencer les sons et les finir avec la bouche ouverte et chanter sans force ».

M. Faure[1] distingue entre la voix ouverte et la voix fermée selon qu'elle est émise sur une voyelle ouverte ou fermée : « on ne pourrait, en effet, chanter continuellement en voix ouverte qu'à la condition de dénaturer les sonorités propres aux voyelles fermées é, i, o, u, ou. Le cas serait le même si on voulait chanter fermé sur les voyelles à ou é. »

Pour remédier à l'*amincissement* de la voix dans les sons

1. J. FAURE. *loc. cit.*

élevés, M. Faure recommande de ne pas lever la tête : « lorsqu'on lève la tête dans l'espoir d'atteindre plus facilement les notes hautes de la voix, le larynx se déplace et s'avance graduellement jusqu'à l'isthme du gosier, empêchant la voix de résonner dans le pharynx et les fosses nasales, qui en sont les *réflecteurs* ou les *répercuteurs* naturels.

« Lorsqu'on baisse la tête au contraire, le larynx est immobilisé dans sa position normale et la distance qui le sépare du pharynx et des fosses nasales étant plus grande, laisse un vide où se produisent les résonnances qui donnent à la voix toute l'ampleur et la sonorité dont elle est susceptible. J'ajouterai même qu'on peut mettre au service des sons élevés une bien plus grande quantité d'air, lorsque le larynx est abaissé. Le seul fait de baisser la tête à mesure que l'on s'élève dans les sons aigus ne suffirait pas à combattre leur *amincissement*, il faut la baisser légèrement en ramenant le menton vers le cou, ce qu'on appelle vulgairement « se rengorger ». Un autre avantage qui résulte de cette position de la tête est d'opérer ce que je nommerai le *rapprochement* entre les notes graves, le médium et les notes élevées et d'éviter par exemple qu'un sol aigu, malgré sa justesse absolue, ne produise à l'oreille de l'auditeur la sensation d'un la ou même d'un si naturel. En principe le mouvement de la tête doit se faire *dans le sens opposé* au dessin de la phrase musicale.

« C'est dans la diversité des timbres propres aux voyelles ouvertes ou fermées, aux nasales et aux buccales, qu'il faut chercher un des principaux éléments du coloris, sans lequel le chant n'est qu'une suite de sons monotones. J'ose dire que les chanteurs vont à l'encontre du but qu'ils se proposent en évitant certaines voyelles fermées telles que les *i*, les *é* et les *u* et en créant à leur usage personnel des sonorités de fantaisie, car les voyelles fermées offrent toujours plus de solidité aux sons que les voyelles ouvertes ; ceux qui les ont abordées franchement au début des études, loin de les éviter ont pour elles une sorte de prédilection à cause de leur appui, de leur sécurité, de la propriété qu'elles ont de s'opposer à la déperdition du souffle.

« Lorsqu'on possède dans le langage usuel une prononciation correcte, on peut être son propre guide pour arriver à bien prononcer en chantant. Il faut d'abord lire à haute voix et par fragment le texte du morceau qu'on doit interpréter, puis le reprendre immédiatement en chantant afin de reproduire, avec la fidélité la plus scrupuleuse, toutes les sonorités de la voix parlée.

« Quant à ceux dont l'articulation manque de vigueur et de

netteté, ils pourront recourir à un moyen que j'ai toujours employé avec succès, et qui consiste à faire chanter un morceau les dents serrées, en s'efforçant d'articuler et de se faire entendre distinctement. L'obstacle qu'on y rencontre oblige les muscles du larynx et de la langue à des efforts qui développent leur vigueur et leur agilité. On trouve ensuite une facilité plus grande pour prononcer et articuler nettement. »

Manuel Garcia [1] : « Pour que l'oreille apprécie l'égalité de la voix, le chanteur, par un jeu habile de l'instrument vocal, doit modifier insensiblement la voix. Il doit l'arrondir modérément et par des nuances progressives pour les sons hauts ; de même, pour les sons graves, il l'éclaircira de façon que l'égalité apparente de la voix soit le produit d'une inégalité réelle, mais bien ménagée, de la voix. Ce procédé appliqué aux diverses voyelles, nous fournit le tableau suivant :

L'*a* s'approche de l'*o* ouvert ;

l'*é* ouvert s'approche de l'*e*, puis de l'*eu* ;

l'*i* s'approche de l'*u*, sans le secours des lèvres ;

l'*ô* s'approche de l'*ou*.

« L'application de ce précepte comprend chaque registre dans son entier. Si la voyelle restait constamment ouverte comme dans l'*a* du mot *armée*, par exemple, elle communiquerait de l'éclat aux sons bas et moyens, mais les notes élevées seraient criardes. Au contraire, la voyelle qui serait invariablement couverte, comme dans l'*o* d'*apôtre* donnerait aux notes élevées une couleur pleine et arrondie, tandis qu'elle rendrait les sons bas ternes et sourds.

« Chaque voyelle, quand elle s'éclaircit, suit la marche contraire à celle qu'indique le tableau ci-dessus, par exemple : l'*ou* s'approche de l'*o*, l'*o* de l'*a*, etc. Remarquons encore que les voyelles trop pointues comme l'*u*, l'*i* italien et l'*u* français resserreraient l'organe et le gêneraient dans toutes les parties.

« Pour éviter cet inconvénient, le chanteur aura soin d'ouvrir ces voyelles un peu plus que ne le comporte la prononciation parlée.

« Le besoin de maîtriser toutes les teintes de la voix nous a fait imaginer l'exercice suivant : nous le considérons comme un des plus utiles que nous ait suggérés notre pratique. *Passer sur la même note et d'une seule respiration sur tous les timbres graduellement amenés, depuis le plus clair jusqu'au plus*

1. Manuel Garcia, *loc. cit.*

sombre, et puis, d'une autre respiration passer du timbre sombre au timbre clair. Le son doit garder un degré de force uniforme pendant toute l'opération. Cette étude n'est vraiment efficace que dans le registre de poitrine. »

Jules Lefort [1] donne les les conseils suivants : « Nous étudierons d'abord les sons à bouche fermée, qui sont comme la première manifestation de la voix humaine sans intervention aucune de langage. Puis, au lieu de laisser sortir le son par le nez, nous l'amènerons sur les lèvres en employant la consonne vibrante denti-labiale *v*.

« Lorsque la voix sera appuyée sur la lèvre inférieure et les dents supérieures, que la colonne d'air est obligée de franchir, après une légère résistance, ce qui donne naissance à la vibration, l'élève séparera, ne fût-ce que d'un millimètre, la lèvre des dents et il obtiendra la voyelle *ou*, qu'il fera toujours précéder des consonnes *v* ou *f* que nous avons choisies parce qu'elles forcent par leur formation même le son à s'éloigner du larynx. Il étudiera ainsi toutes les voyelles ou sonorités, en ayant soin de ne passer à la sonorité suivante que lorsque celle qu'il étudie aura atteint toute sa perfection. » Jules Lefort recommande de ne pas produire le changement de voyelle par une attaque glottique : le changement doit s'opérer par une modification de la forme de la bouche sans interruption du son.

L'étude des différentes sonorités se fera dans l'ordre suivant : *ou, u, eu, ô, o ouvert, e, a long* : « Ce groupe de sept sonorités exige, pour sa formation parfaite, l'avancement des lèvres aussi marqué pour les quatre premières que dans l'action de siffler ; pour les trois dernières, il faut maintenir cet avancement autant que possible, afin d'agrandir la capacité intérieure de la bouche, ce qui donne plus de rondeur au son.

« Le second groupe, composé de *i, é, è, â*, procède autrement ; il retire les lèvres et les appuie contre les dents. Il suffit, en effet, de retirer les lèvres en arrière, quand on fait la voyelle du premier groupe *u*, pour déterminer la voyelle *i*, puis, en abaissant successivement le menton, sans changer la forme de la langue, qui doit toujours être appuyée derrière les dents inférieures, on obtient *é* fermé, *è* ouvert et *à* ouvert.

« Il est bien entendu que tous les exercices doivent être répétés deux fois sur chaque sonorité : la première fois avec la consonne à toutes les notes, la seconde fois avec la consonne à la

1. Jules Lefort, *loc. cit.*

première note, après chaque respiration, et transposés soit au *grave* ou à l'*aigu* dans toute l'étendue de la voix».

M. Verdhurt [1]. « Pour donner à la voix une bonne émission, il faut observer les quatre points suivants :

1° l'appui de la respiration et celui du son qui en est la conséquence.

2° le relâchement parfait des muscles du larynx et de la langue et leur liberté d'action ;

3° l'attaque du son ;

4° la projection directe ou placement du souffle vocal.

Deux conditions complémentaires donnent à l'organe l'éclat et la portée et au chant la netteté : la forme de l'ouverture buccale et l'articulation labiale.

« Pour que la voix acquière la rondeur et le moelleux, ses deux plus grands charmes, le larynx doit être abaissé et entièrement libre, le gosier bien ouvert et débarrassé de toute raideur ; la langue doit effectuer la forme concave, en se collant en quelque sorte contre les parois de la mâchoire inférieure. Il est assez difficile à l'élève de remplir ces conditions essentielles d'une bonne émission, lorsqu'en chantant sans principe le hasard lui a fait prendre l'habitude de certaine contraction nerveuse qui donne à l'organe le caractère strident, maigre, blanchâtre et désagréable, communément appelé voix de gorge.

« Notre volonté n'ayant pas naturellement d'action immédiate sur le jeu partiel de ces membranes et de ces muscles, il faut un travail lent, patient et méthodique pour dompter leur apparente inertie. On peut obtenir ce résultat par l'exercice du *son d'air*, qu'il ne faut pas confondre avec l'expiration simple. Le son d'air improprement appelé ainsi est la production d'une sorte de râle par le frottement le plus léger possible du souffle contre les cordes vocales, qu'il ne faut qu'effleurer à peine sans les mettre en vibration. En inspirant l'air pour effectuer cet exercice, il faudra avoir soin de l'absorber en plus grande quantité possible et surtout, en ce qui concerne la respiration masculine, de bien l'appuyer sur le diaphragme.

« On commencera le travail du son d'air par la note la plus grave, par l'une de celles même qu'on ne possède qu'à peine et auxquelles on ne peut faire adhérer le timbre. Cela facilitera l'élargissement du gosier et le relâchement des muscles du larynx. On procèdera directement par octaves et chromatiquement dans

1. C. H. Verdhurt, *loc. cit.*

toute l'étendue de l'échelle vocale, en portant toute son attention sur la liaison de la note grave avec l'aiguë, de façon à ce
qu'aucun déplacement ne s'opère dans l'appareil. Cet exercice
salutaire est fatigant. Il cause au bout de quelques instants,
des espèces d'étourdissements à l'élève. C'est à ce moment que
celui-ci l'abandonnera pour le reprendre ensuite. Quant à la
langue, l'élève la maintiendra au début avec une cuillère ou un
autre instrument, pour qu'elle ait la forme concave, jusqu'à ce
qu'elle puisse prendre elle-même et conserver sans raideur cette
position normale.

« L'élève aura soin de tenir le son d'air jusqu'à complète
extinction du souffle et respirera après chaque octave. Dès que
les difficultés de cette gymnastique corporelle seront vaincues,
l'élève timbrera le son d'air et le convertira en son vocal, en
insistant graduellement sur le frottement du souffle contre les
cordes qu'il fera vibrer désormais, mais en conservant toujours à
la langue sa position, aux muscles du larynx toute leur liberté et
au gosier sa plus large ouverture.

« L'ouverture de la bouche reçoit forcément des modifications
légères, selon les difficultés vocales à prononcer, mais il faut,
en chantant, lui conserver, autant que possible la forme ellip-
tique, affectée à l'émission de *a* clair, qui est le type de la sonorité vocale. En donnant aux mâchoires un grand écartement,
sans pousser cependant celui-ci jusqu'à l'exagération, on aura
soin de faire subir aux lèvres une tension qui mette bien à décou-
vert les incisives. »

L'auteur du Guide musical [1] donne les explications suivantes:
« Toute émission de voix commence dans la poitrine par le jeu
des poumons ; elle se forme dans la gorge par le jeu du larynx,
elle se modifie dans la bouche par le jeu de la langue et des
lèvres aussi bien que par le mouvement de la mâchoire.

« Cependant on peut émettre la voix de manière qu'elle
semble se produire toute entière dans la poitrine. C'est la voix des
ventriloques. On l'émet souvent et le plus souvent de manière
qu'elle semble se produire toute entière dans la gorge, c'est la
voix de gorge. Enfin, on peut l'émettre et on l'émet en effet,
naturellement ou par l'exercice, de manière qu'elle semble se
produire toute entière sur les lèvres, c'est la voix sur les lèvres,
improprement appelée voix de poitrine.

« La voix de gorge est la plus répandue parce que c'est celle

1. L'auteur du Guide musical : Exercices phoniques, 1888.

que presque tous donnent naturellement quand ils ne sont pas exercés à la troisième. La voix sur les lèvres, qu'on appelle le plus souvent voix de poitrine, est rare chez ceux qui ne l'ont pas cherchée, mais tous peuvent la trouver en s'y exerçant. Cette voix ne fatigue pas celui qui s'en sert : elle est plus agréable aux auditeurs ; elle porte beaucoup plus loin avec la même intensité ; elle rend beaucoup plus distincte les paroles que l'on prononce. Cette supériorité suffit pour conclure qu'il faut absolument acquérir cette émission de voix avant de se mettre à parler ou à chanter en public.

« Nous avons remarqué qu'en faisant entendre la voyelle *u* et, à plus forte raison *eu*, tout le monde a la voix sur les lèvres. Nous classerons donc nos exercices dans l'ordre suivant : *eu, eun, eû, u, û, oû, ou, ô, on, o, â, an, a, é, è, en, é, i, î* ; c'est la série de tous les sons de la langue française, depuis le plus extérieur jusqu'au plus intérieur.

« Les cinq premiers exercices sur *eu, eun, eû, u* et *â* mettent naturellement la voix sur les lèvres. On observera bien cette émission et on tâchera de la garder sur les voyelles suivantes. A la fin, on aura la voix sur les lèvres pour toutes les voyelles ».

M. DE MARTINI [1] : « Les méthodes se résument en trois sortes d'émission : 1° l'émission de poitrine ; 2° l'émission dite du masque, c'est-à-dire de la tête ; 3° l'émission laryngienne.

« L'organe vocal ayant trois registres, l'un de poitrine, l'autre de fausset, le troisième de tête, il ne faut pas croire que les mots émission de poitrine, émission de tête signifient que tous les sons de la voix sont donnés dans un registre unique par l'une ou l'autre de ces émissions. Les mots poitrine et tête servent malheureusement à exprimer deux choses différentes : le registre et le procédé d'émission. Il n'en est pas moins vrai qu'on *peut appuyer les sons de tête sur la poitrine et les sons de poitrine dans la tête*. C'est le croisement des deux appuis sur tous les registres qui donne à la voix la plus parfaite homogénéité.

« L'émission ou appui de poitrine est pratiquée spécialement par les écoles italiennes ; l'émission de tête ou appui du masque est enseignée plutôt par les écoles françaises. Ces deux émissions sont excellentes, mais elles ne donnent un résultat certain et complet que si on les combine entre elles. Nous ferons nos réserves pour l'émission laryngienne qui fait beaucoup de victimes. Elle n'est possible que pour les petites voix et certaines notes graves.

1. A. DE MARTINI, *loc. cit.*

8

« L'émission du son doit être sûre, franche, donner aux sons voyelles la justesse, la durée, la force, la douceur, la faculté de passer brusquement ou graduellement de la force à la douceur et réciproquement, l'ampleur, la rondeur, un timbre agréable, la fraîcheur, l'agilité, la fixité, sans tremblement ni chevrotement, l'homogénéité sur toute l'étendue de la voix.

« Pour que l'émission ait ces qualités, il faut *poser* la voix. Cette expression bien connue, poser la voix, est absolument exacte. Pendant une bonne émission, le larynx se pose à une hauteur fixe dans la gorge et ne bouge plus : l'air arrivant des poumons le traverse et le fait vibrer sans le fatiguer. Le premier soin, au commencement des études vocales, doit être de classer la voix non pas au point de vue de l'étendue, mais des vices à corriger et des moyens à employer pour cela ».

Giovanni Duca [1] : « Il est essentiel que la bouche s'ouvre horizontalement, c'est-à-dire dans sa direction naturelle. C'est la position la plus propre à ouvrir le larynx de manière à ce que la voix s'en échappe librement sans y rencontrer aucun obstacle qui en assourdisse la vibration. De toute autre manière, le son est complètement modifié et assourdi ; il perd énormément de sa beauté et de sa limpidité.

« La manière la plus généralement suivie, celle qu'on recommande expressément dans les Conservatoires et que les effets attestent incomparativement la meilleure, c'est d'ouvrir modérément la bouche dans sa longueur, en écartant les lèvres par leur extrémité, de sorte qu'elles soient presque parallèles et que les dents soient légèrement découvertes. Les expériences, autant renouvelées qu'on le voudra, témoigneront toujours que de toute autre manière qu'on ouvre la bouche, le son est loin d'être aussi beau, aussi pur, aussi vibrant.

« Quant à être naturelle, cette position ne l'est guère moins que l'autre, puisque c'est celle du sourire ; il est vrai qu'elle offre aux commençants plus de difficultés que l'autre pour s'habituer à la garder en parlant et en chantant ; mais franchement, est-ce là le seul cas où l'art corrige et modifie la nature pour obtenir de plus beaux effets ? Il faudrait faire preuve de beaucoup de mauvais vouloir ou d'ignorance pour méconnaître que c'est même souvent une obligation ».

Mme Claire Hennelle [2] : « C'est de la direction du souffle que

1. GIOVANNI DUCA. Conseils sur l'étude du chant (trad. par J. Boyer, 1851).
2. Mme Claire HENNELLE. Rudiment des chanteurs ou théorie du mécanisme du chant, de la respiration, de la prononciation, 1843.

réside tout le mécanisme du chant. Voici la direction qu'il faut lui imprimer. Après que les poumons auront été remplis d'air, vous ferez passer cet air avec soin sur les dents inférieures, de manière à ce que le palais renvoie le son et que l'air ne puisse sortir par le nez, ce qui donnerait au son un timbre nasillard, ou lui retirerait l'ampleur qu'il peut seulement avoir au sortir direct de la bouche. Vous présenterez le son de face en l'ouvrant et le veloutant de façon à ce qu'il soit doux et sonore. Vous le poserez loin devant vous pour attirer la voix au dehors, vous l'appuierez et ne quitterez pas ce point d'appui une fois qu'il aura été pris : vous acquerrez ainsi une force incroyable et le son ne s'appuiera plus alors à l'intérieur, soit dans la gorge, soit au palais, soit dans le nez, ce qui le diminue prodigieusement et lui retire sa pureté, sa qualité sonore, sa vibration.

« Le son étant formé et appuyé, quelle direction donnerons-nous à l'air que nous aurons à dépenser? C'est ici qu'il faut porter toute notre attention, car c'est le mécanisme du chant tout entier que je vais signaler.

« La direction du souffle n'est point déterminée quand le son est donné. Les sons en se succédant montent ou descendent : il faut donc que le souffle qui les lie en les formant monte et descende aussi ; seulement, et c'est ici que paraîtra toute l'étrangeté de la règle, le son doit monter et descendre en sens inverse de la montée et de la descente des notes. Pour monter, il faut diriger l'air en bas ; pour descendre, le diriger en haut, que ce soit une gamme ou les intervalles les plus rapprochés. Si on suit le mouvement naturel, on agira différemment ; alors en montant, à mesure que l'on approchera des sons élevés, on sera pris à la gorge et dans l'incapacité d'atteindre les sons que l'on produirait facilement s'ils étaient isolés. En descendant, l'air rentrera ainsi dans la poitrine qui s'affaissera sur elle-même. Il y aura alors rupture entre les sons et de là ces gammes descendantes *déboulées*, suivant le terme vulgairement adopté ».

G. Carulli[1] : « L'ouverture de la bouche est pour beaucoup dans l'émission des sons ; les dents serrées rendent le son strident et la bouche arrondie le rend sourd. La bouche doit être étendue des côtés, les lèvres sont appuyées sur les dents qu'il faut laisser apercevoir écartées de six à huit lignes, selon la conformation de la bouche.

« On remarquera que la voix incline généralement à monter

1. G. Carulli. Méthode de chant, 1838.

en enflant le son, et à baisser en le diminuant ; on devra y faire la plus scrupuleuse attention afin de chanter juste.

« En donnant les sons aigus, il faut éviter de lever la tête (ce qui semble à l'élève plus facile) ; le gosier étant fort rétréci quand on donne les sons élevés, la tension du cou ne peut qu'augmenter le rétrécissement, gêner le passage de l'air et produire des sons gutturaux. Cette remarque s'applique particulièrement aux ténors et aux basses. Ces premiers surtout éviteront de donner de gorge depuis les notes de médium de leur voix jusqu'aux dernières de poitrine. Ils y parviendront en prononçant a rondement, en faisant résonner les derniers sons de poitrine dans les cavités du nez, et en baissant tant soit peu la tête ; les sons alors ne se forment plus dans la gorge, mais dans le cerveau ; leur union à ceux de tête en sera plus facile. Dans les premiers temps, les sons élevés seront couverts et peu timbrés, mais l'exercice leur donnera la sonorité de ceux du médium. Par cette méthode italienne, la voix acquiert de la force et de la rondeur, sans être criarde et perçante. Les voix de basses observeront ce principe, même pour les notes graves ».

Nous pourrions dresser une plus longue énumération des auteurs, mais cela pourrait devenir fastidieux et il nous semble que le lecteur est suffisamment renseigné par les citations de ce chapitre et des chapitres précédents. Nous avions affirmé, dans l'introduction de ce travail, que l'enseignement du chant était livré à la fantaisie et à la routine de chaque maître ; nous l'avons prouvé d'une manière indiscutable en citant un grand nombre d'auteurs. Encore une fois, nous formulons une critique absolument générale et nous avons montré toute notre impartialité en citant textuellement les professeurs sans jamais souligner leurs écrits de commentaires désobligeants, voulant simplement faire connaître l'opinion de chacun avant de donner la nôtre.

Il apparaît clairement que la contradiction la plus invraisemblable règne dans les différentes méthodes de chant et qu'il est absolument impossible, même pour l'élève le mieux intentionné, de dégager, au milieu de tant d'avis formellement opposés, les vrais principes de l'art du chant. Ce sont ces principes que nous voulons établir d'une façon précise : nous les avons puisés non dans notre imagination qui se modifie, qu'on le veuille ou non, chaque jour, mais dans les lois de la nature qui ne peuvent nous tromper, étant et devant toujours rester immuables.

BIBLIOGRAPHIE

AQUAPENDENTE (Fabricio d'). In opera omnia physiologica et anatomica (édit. de 1687).

ARCHAINBAUD (Eugène). L'Ecole du chant pour toutes les voix, 1900.

ARSANDAUX (A.). Méthode de chant, 1895.

BARRIA (A.). Méthode d'articulation parlée et chantée, 1901.

BATTAILLE (Dr). Nouvelles recherches sur la phonation, 1861.

— De l'enseignement du chant; de la physiologie appliquée au mécanisme vocal, 1863.

BELEN (J.). Attaque et tenue des sons chantés. Journal « La Voix », 1903.

BENNATI. Mémoire sur le mécanisme de la voix humaine pendant le chant, 1832.

BERTRAND (Gustave). De la réforme des études de chant au Conservatoire, 1871.

BONNIER (Dr Pierre). La culture de la voix. Revue de Paris, 1904.

BROWNE (Dr Lennox) et BEHNKE (Emile). La voix, le chant et la parole, 1888. Trad. par le Dr Garnault, 1893.

CAGNIARD DE LATOUR. Note sur la pression à laquelle l'air contenu dans la trachée-artère est soumis pendant l'acte de la phonation, 1837 (comp. rend. Académie des S., t. IV, p. 201).

— Sur la production des sons graves analogues à ceux de la voix humaine, 1840 (Comp. rend. Académie des S., t. XI, p. 703).

CARULLI (G.). Méthode de chant, 1838.

CASTEX (Dr A.). Hygiène de la voix parlée et chantée, 1894.

— Les maladies de la voix, 1902.

CHAUDESAIGUES (Mme MIQUEL). Leçons nouvelles sur l'art vocal, 1888.

CHERVIN (Dr). La voix parlée et chantée. Revue mensuelle, 1895.

CLÉRICY DU COLLET (Mme). La voix amplifiée par l'éducation et la rééducation des muscles du larynx, 1899.

COLOMBAT. Traité des maladies et de l'hygiène de la voix, 1838.

CROSTI (Eugène). Le gradus du chanteur, 1893.

DEQUEVAUVILLER. Mémoire sur le mécanisme de la voix, 1838.

DODART. Causes de la voix humaine et de ses divers tons (Mém. à l'Acad. des S., 1700, 1706, 1707).

DUCA (Giovanni). Conseils sur l'étude du chant. Trad. par J. Boyer, 1851.

DUPREZ (Léon). L'art du chant, 1846.

DUTROCHET. Essai sur une nouvelle théorie de la voix, 1806.

FAURE (J.). La voix et le chant, 1886.

FERREIN. Formation de la voix de l'homme, (Mém. de l'Acad. des S., 1741).

FOURNIÉ (Dr Edouard). Physiologie de la voix et de la parole; 1866.

GARCIA (Manuel). Mémoire sur la voix humaine, 1840.

— Observations physiologiques sur la voix humaine, 1855.

— Traité complet de l'art du chant, 1884.

GARNAULT (Dr Paul). Cours théorique et pratique de physiologie, d'hygiène et de thérapeutique de la voix parlée et chantée, 1896.

GIRAUDET (A.). Gymnastique vocale, 1891.

Hamonic (Dr) et Schwartz. Manuel du chanteur et du professeur de chant, 1888.

Hennelle (Claire). Rudiment des chanteurs ou théorie du mécanisme du chant, de la respiration, de la prononciation, 1813.

Joal (Dr). De la respiration dans le chant, 1893.

Lacombe (Andrée). La science du mécanisme vocal et l'art du chant 1876.

Lefort (Jules). L'émission de la voix, 1877.

Lemaire Th.) et Lavoix H.). Le chant, ses principes, son histoire, 1881.

Longet. Recherches expérimentales sur les fonctions des muscles et des nerfs du larynx (Mém. Gaz. méd. de Paris, 1841, et Traité de physiologie, t. I, 1852).

Mackenzie (Dr Morell). Hygiène des organes vocaux. Trad. par L. Brachet et G. Coupard, 1888.

Magendie. Éléments de physiologie, 1816.

Malgaigne. Mémoire sur la voix (Archives gén. de Médecine, t. XXV, 1831).

Marcel (P.). L'art du chant en France, 1900.

Martini (A. de). De l'émission de la voix. Bulletin musical de 1881.

Masset (J.). L'art de conduire et de développer la voix, 1886.

Maurel (Victor). Un problème d'art, 1894.

Mayan (J.). Le chant et la voix, 1891.

Mersenne Père Marin). Traité sur l'harmonie universelle, 1636.

Meyerheim (Mme G.). L'art du chant technique selon les traditions italiennes et le bon sens, 1905.

Müller. Manuel de physiologie, 1851.

Nitot (Dr E.). Physiologie de la voix, 1881.

Perrault (Claude). Traité du bruit (édit. de 1680).

Richelot (Dr. Préface dans le Supplément illustré de l' « Emission de la voix », de Jules Lefort, 1895.

Saint-Hilaire (Geoffroy). Philosophie anatomique, t. II, 1818.

Sasse (Marie). L'émission de la voix, 1900.

Savart. Mémoire sur la voix humaine (Annales de Physique et de Chimie, t. XXX, 1825).

Segond (Dr). L'hygiène du chanteur, 1846.

Stephen de la Madelaine. Physiologie du chant, 1840.

Verdhurt (C.). La voix et le mécanisme du chant, 1889.

Viardot (Pauline). Une heure d'études, 1880.

Warot (Victor). Le Bréviaire du chanteur, 1900.

Zünd-Burguet (A.). Conférence sur l'émission vocale, 1900.

— Méthode pratique, physiologique et comparée de prononciation française, 1902.

— Etude de phonétique expérimentale, 1904.

— Les organes de la parole, 1905.

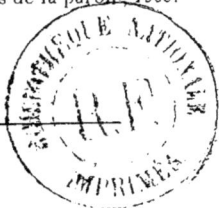

TABLE DES MATIÈRES

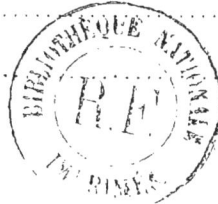

MACON, PROTAT FRÈRES, IMPRIMEURS

LES

ARCHIVES INTERNATIONALES

DE

LARYNGOLOGIE, D'OTO[...]

ET DE

RHINOLOGIE

Paraissent tous les deu[...]

par fascicules d'environ 350 pages, formant chaque a[...]
volumes de plus de 1000 pages chacun.

ABONNEMENTS

20 francs pour la France
22 francs pour l'Étranger

PRIX D'UN NUMÉRO : **3** FR. **50**

Adresser toutes communications au D' C. CHAUVEAU [...]
225, boulevard Saint-Germain, Paris

MACON, PROTAT FRÈRES, IMPRIMEURS

www.ingramcontent.com/pod-product-compliance
Lightning Source LLC
Chambersburg PA
CBHW071207200326
41519CB00018B/5412